北京市惠民医药卫生事业发展基金会 ◎ 组织编写

常见病中成药临床合理使用丛书

妇 科 分册

丛书主编◇张伯礼　高学敏

分册主编◇金　哲

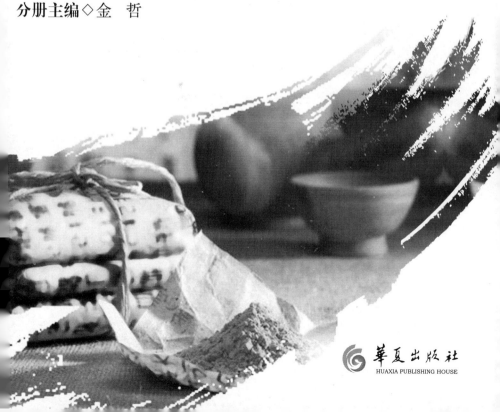

华夏出版社
HUAXIA PUBLISHING HOUSE

图书在版编目（CIP）数据

常见病中成药临床合理使用丛书. 妇科分册 / 张伯礼，高学敏主编；金哲分册主编. —北京：华夏出版社，2015.10

ISBN 978-7-5080-8352-0

Ⅰ.①常… Ⅱ.①张… ②高… ③金… Ⅲ.①妇科病－常见病－中成药－用药法 Ⅳ.①R286

中国版本图书馆 CIP 数据核字(2014)第 304365 号

妇科分册

主　　编	金　哲
责任编辑	梁学超

出版发行	华夏出版社
经　　销	新华书店
印　　刷	三河市少明印务有限公司
装　　订	三河市少明印务有限公司
版　　次	2015 年 10 月北京第 1 版
	2015 年 10 月北京第 1 次印刷
开　　本	880×1230　1/32 开
印　　张	7.5
字　　数	168 千字
定　　价	33.00 元

华夏出版社　　地址：北京市东直门外香河园北里 4 号　　邮编：100028
网址：www.hxph.com.cn　　电话：（010）64663331（转）
若发现本版图书有印装质量问题，请与我社营销中心联系调换。

常见病中成药临床合理使用丛书
编委会名单

总　策　划　惠鲁生

主　　编　张伯礼　高学敏

专家顾问（以姓氏笔画为序）

马　融　　冯兴华　　安效先　　刘清泉

孙树椿　　肖承悰　　李曰庆　　李书良

李乾构　　李博鉴　　林　兰　　季绍良

陈淑长　　姜　坤　　姜良铎　　聂莉芳

晁恩祥　　钱　英　　高建生

编　　委　钟赣生　张德芹　王　淳　王　茜

金　轶

《妇科分册》编委会名单

主　编　金　哲
副主编　刘雁峰
编　委　王阿丽　赵　红　赵瑞华
　　　　王舒婷　陈　倩　徐　彩
　　　　扬　舫　苏恒香

金哲　教授，博士生导师。国家中医药管理局中医妇科重点学科、国家临床重点专科、"十一五"重点专科学术带头人，全国第五批老中医药专家学术经验继承工作指导老师。兼任中华中医药学会妇科分会副主任委员，世界中医药学会联合会妇科专业委员会副会长，北京中医药学会妇科专业委员会主任委员。

获中华中医药学会科学技术进步二等奖2项。主持国家自然科学基金、北京市自然科学基金、教育部博士点专项科研基金、首都医学发展基金等多项课题。发表专业论文50余篇，SCI 6篇。指导研究生47人。

序

　　中医药作为我国重要的医疗卫生资源，与西医药优势互补，相互促进，共同维护和增进人民健康，已经成为中国特色医药卫生事业的重要特征和显著优势。中医药临床疗效确切、预防保健作用独特、治疗方式灵活多样、费用较为低廉，具有广泛的群众基础。基层是中医药服务的主阵地，也是中医药赖以生存发展的根基，切实提高城乡基层中医药服务能力和水平，有利于在深化医改中进一步发挥中医药作用，为人民群众提供更加优质的中医药服务。

　　近年来，北京市惠民医药卫生事业发展基金会致力于"合理使用中成药"公益宣传活动，继出版《中成药临床合理使用读本》、《常见病中成药合理使用百姓须知》之后，又出版《常见病中成药临床合理使用丛书》，旨在针对常见病、多发病，指导基层医务工作者正确使用中成药，并可供西医人员学习使用，以实现辨证用药、安全用药、合理用药。

　　相信该丛书的出版发行，有利于促进提升城乡基层中医药服务能力和水平，推动中医药更广泛地进乡村、进社会、进家庭，让中医药更好地为人民健康服务。

王国强

2014 年 2 月 20 日

继《中成药临床合理使用读本》之后，《常见病中成药临床合理使用丛书》是北京市惠民医药卫生事业发展基金会基于"合理使用中成药"公益宣传活动项目，为了配合推进国家医疗制度改革、深入贯彻国家基本药物制度、更好地促进国家基本药物的合理应用，组织编著的又一力作。其中，《妇科分册》是参考《国家基本药物目录》、《国家基本医疗保险、工伤保险以及生育保险药品目录》及《中华人民共和国药典》的药物品种，选择了妇科临床疗效确切的中成药。这些药物覆盖面广、临床常见、疗效确切，能有效改善患者临床症状，并能提高患者的生命质量。

《妇科分册》作为该系列丛书之一，选择了妇科临床常见病、多发病，以及中医妇科优势病种：功能失调性子宫出血、绝经综合征、盆腔炎性疾病、痛经、阴道炎，共五种疾病，以西医病名为纲、中医证候为目，详细介绍了具体病种的中成药辨证论治规律和方法，很好地体现了辨病论治与辨证论治相结合的原则。同时，本书还详细介绍了所选中成药品种的处方、功能与主治、用法与用量、注意事项、药理毒理、临床报道等内容，既有传统中医理论的指导，又有现代应用研究的支持，为临床合理使用中成药提供了确切的依据。

该书以临床实用为特点，以安全合理使用中成药为宗旨，附有常用中成药简表，条目清晰，查阅方便。主要面向西医医师和广大基层医务工作者，密切结合临床，详述妇科常见疾病的中成药规范治疗，这将大大提高广大临床医务工作者正确使用中医药的能力。该丛书的出版将为促进中成药的合理使用、提升患者健康水平、推动中医药事业的发展做出新的贡献！

金 哲

2014 年 12 月

目录 Contents

功能失调性子宫出血

功能失调性子宫出血（dysfunctional uterine bleeding，DUB）简称"功血"，是妇科常见病，属于异常子宫出血（abnormal uterine bleeding，AUB）范畴，是指由下丘脑－垂体－卵巢轴功能失调，并非器质性病变引起的异常子宫出血。通常分为无排卵性和排卵性两类，其中无排卵性功血（anovulatory dysfunctional uterine bleeding）约占85%，多发生于青春期及绝经过渡期妇女，排卵性功血（ovulatory menstrual dysfunction）多发生于生育年龄的妇女。

无排卵性功血临床上最主要的表现是子宫不规则出血，间隔时间长短不一，短者几日，长者数月；出血量多少不一，少者点滴出血，多者大量出血，不能自止，导致贫血或休克。西医治疗常用性激素药物止血和调整月经周期，出血期可辅以促进凝血和抗纤溶药物，必要时行刮宫术或子宫内膜切除术等手术治疗。

排卵性功血有黄体功能不足及子宫内膜不规则脱落两种类型。黄体功能不足者多表现为月经周期缩短，基础体温呈双相型，但排卵后体温上升缓慢，上升幅度偏低，高温期小于12日。常用促排卵药物促进卵泡发育或补充黄体功能等疗法。子宫内膜不规则脱落常见于月经周期正常，经期延长，经量增多，基础体温呈双相型，但下降缓慢，常予孕激素治疗。

此外，月经中期（排卵期）出现规律的阴道出血，量一般不多，持续半天或几天，亦属于功血范畴。

功血包括中医学"月经先期"、"月经过多"、"经期延长"、"经间期出血"、"崩漏"等。

一、中医病因病机分析及常见证型

本病主要病机为冲任不固，不能制约经血，子宫藏泄失常，而致经血非时妄行。常见病因有脾虚、肾虚、血热、血瘀等，其机理可概括为虚、热、瘀。虚者为肾气不固、脾气虚弱、气血虚弱，固摄失司，经血失约；热者，又分为实热与虚热，热扰冲任，迫血妄行；瘀者，因冲任瘀阻，血不归经而致。

无排卵性功血的常见证型有肾阴亏虚证、肾阳亏虚证、气不摄血证、血热内扰证、瘀滞胞宫证等。

排卵性功血的常见证型有气不摄血证、肾气亏虚证、血热内扰证、肝郁血热证、虚热内扰证及瘀滞胞宫证等。

二、辨证选择中成药

（一）无排卵性功血

根据明代方约之在《丹溪心法附余》中提出的"初用止血以塞其流，中用清热凉血以澄其源，末用补血以还其旧"之治崩三法，将无排卵性功血的治疗分为止血和复旧两部分，即出血期以止血为主，血止后以调整月经周期为主。

1. 出血期

（1）肾阴亏虚证

【临床表现】经血非时而下，时多时少，血色鲜红，头晕耳鸣，五心烦热，夜寐不安；舌质红或有裂纹，苔少或无苔，脉细数。

【辨证要点】血色鲜红，五心烦热，夜寐不安；舌红少苔，脉细数。

【病机简析】肾水亏虚，虚热扰动冲任血海，冲任失守，故经血非时而下，淋漓不止；阴虚内热，故血热鲜红；头晕耳鸣，五心烦热，舌红少苔，脉细数均为肾阴虚之征。

【治法】滋肾益阴，固冲止血。

【辨证选药】可选用左归丸、六味地黄丸（颗粒、胶囊、口服液、软胶囊）、知柏地黄丸（片）、大补阴丸、河车大造丸（胶囊）、二至丸、妇科止血灵。

此类中成药多以地黄、吴茱萸、山药等滋补肾阴；枸杞子、菟丝子、女贞子等补肝肾、益冲任；辅以茜草炭、地榆炭等炭类药物收敛止血，以发挥滋肾益阴，固冲止血之功。

（2）肾阳亏虚证

【临床表现】经血非时而下，或淋漓不断，或暴下不止，血色淡黯或淡红，质清稀，面色晦黯或面浮肢肿，目眶青黑，腰膝酸软，眩晕耳鸣，畏寒肢冷，小便清长，夜尿多；舌淡黯，苔白润，脉沉细无力，尺部尤弱。

【辨证要点】血色淡黯或淡红，畏寒肢冷，小便清长；舌淡黯，苔白润，脉沉细无力。

【病机简析】肾阳虚衰，封藏失司，冲任不固，故经血非时而下，淋漓不断或暴下不止；肾阳虚血失温煦，故色淡红质稀；肢体畏寒，舌淡黯，脉沉细无力均是肾阳不足之征。

【治法】温肾助阳，固冲调经。

【辨证选药】可选用右归丸、金匮肾气丸（片）、肾宝合剂。

此类中成药多以附子、肉桂温补肾阳，补益命门；山萸肉、山药以滋肾水，水火互济，辅以鹿角胶等血肉有情之品补命门之火；菟丝子、杜仲等温补肝肾，共奏温肾助阳，固冲调经之功。

（3）气不摄血证

【临床表现】经血非时而下，或淋漓不断，或暴下不止，色淡红，质清稀，神疲懒言，面色萎黄，动则气促，头晕心悸，纳呆便溏；舌质淡胖或边有齿印，舌苔薄润，脉芤或细无力。

【辨证要点】血色淡红，质清稀，唇甲色淡，神疲，气短，便溏，小腹空坠；舌质淡胖，边有齿痕。

【病机简析】脾虚中气虚弱甚或下陷，则冲任不固，血失统摄，故经血非时而下；气虚火不足，故经色淡质清稀；唇甲色淡，神疲，气短，便溏，小腹空坠，舌质淡胖，边有齿痕，均为气不摄血之征。

【治法】补气摄血，固冲止崩。

【辨证选药】可选用补中益气丸（颗粒、口服液）、人参归脾丸、归脾丸（合剂、颗粒、胶囊）、八珍丸（颗粒、胶囊）、乌鸡白凤丸（片、胶囊）、同仁乌鸡白凤口服液（丸）。

此类中成药以党参、黄芪健脾益气；白术、白芍疏肝健脾，资血之源；当归、阿胶补血调经；鹿茸、鹿角霜滋补肾精；女贞子、旱莲草补肾调经，共奏健脾益气，固冲调经之功。

（4）血热内扰证

【临床表现】经血非时大下或忽然暴崩如注，或淋漓日久不止，色深红或紫红，质稠，夹有少量血块，面赤头晕，烦躁易怒，口干喜饮，便秘尿赤；舌质红，苔黄，脉弦数或滑数。

【辨证要点】血色深红或紫红，质稠，夹有少量血块，口渴烦热，小便黄，大便干结；舌红，苔黄，脉滑数。

【病机简析】实热内蕴，损伤冲任，血海沸溢，迫血妄行，故经血非时而下；血为热灼，故血色深红或紫红，质稠；口渴烦热，小便黄，大便干结，舌红，苔黄，脉滑数均为实热内蕴之征。

【治法】清热凉血，固冲止血。

【辨证选药】可选用裸花紫珠片、止血宝胶囊、四红丹、荷叶丸、宫血宁胶囊、断血流片（胶囊、颗粒）。

此类中成药多用裸花紫珠、小蓟、重楼、断血流等清热凉血止血药物，或各类炭类药物凉血止血，以达清热凉血，固冲止血之功。

（5）瘀滞胞宫证

【临床表现】经漏淋漓不绝，或暴下不止，或停经数月突发崩中漏下，漏与崩交替出现，反复发作，血色紫黯有块，小腹疼痛，块下痛减；舌质紫黯或边有瘀斑，脉沉涩或弦紧。

【辨证要点】血色紫黯有块，小腹疼痛，块下痛减；舌质紫黯或边有瘀斑，脉沉涩或弦紧。

【病机简析】冲任、子宫瘀血阻滞，新血不安，故经血非时而下；离经之瘀时聚时散，故崩与漏交替出现，反复发作；瘀阻冲任，不通则痛，故下腹疼痛；舌质紫黯或边有瘀斑，脉沉涩或弦紧均为瘀血阻滞之征。

【治法】活血化瘀，固冲止血。

【辨证选药】可选用三七片（胶囊）、三七血伤宁胶囊、少腹逐瘀丸（颗粒、胶囊）、茜芷胶囊。

此类中成药用三七化瘀止血，桃仁、红花、当归、川芎等祛瘀调经，以达活血化瘀，固冲止血之功。

2. 止血后

可参照出血期进行辨证论治，具体选药如下：

（1）肾阴亏虚证

【辨证选药】可选用左归丸、六味地黄丸（颗粒、胶囊、口服液、软胶囊）、知柏地黄丸（片）、大补阴丸、河车大造丸（胶囊）等。

（2）肾阳亏虚证

【辨证选药】可选用右归丸、金匮肾气丸（片）、肾宝合剂。

（3）气不摄血证

【辨证选药】可选用补中益气丸（颗粒、口服液）、人参归脾丸、归脾丸（合剂、颗粒、胶囊）、八珍丸（颗粒、胶囊）、乌鸡白凤丸（片、胶囊）、同仁乌鸡白凤口服液（丸）。

（4）血热内扰证

【辨证选药】可选用裸花紫珠片、止血宝胶囊、四红丹、荷叶丸、宫血宁胶囊、断血流片（胶囊、颗粒）。

（5）瘀滞胞宫证

【辨证选药】可选用少腹逐瘀丸（颗粒、胶囊）等。

除辨证论治外，还可采用"先补后攻法"。多从血止后以滋肾填精，养血调经为主，予左归丸、河车大造丸等先补3周，第4周在子宫蓄经渐盈的基础上改用攻法，多选用少腹逐瘀丸（颗粒、胶囊）等。

（二）排卵性功血

1. 气不摄血证

【临床表现】月经提前，周期缩短，或经期延长，或伴经量增多，经色淡，质清稀，神疲懒言，肢体困倦，或小腹空坠，面色萎黄，纳差便溏；舌胖大有齿痕，苔薄白，脉细弱。

【辨证要点】经色淡、质清稀，神疲懒言，小腹空坠，纳差便溏；舌胖有齿痕。

【病机简析】脾主中气而统血，脾气虚弱，统血无权，冲任不固，故月经提前而至或经期延长，量多；气虚火衰，血失温煦，故经色淡质稀；脾虚中气不足，故神疲懒言，肢体困倦，小腹空坠；舌胖大有齿痕亦为脾虚之征。

【治法】健脾益气，固冲止血。

【辨证选药】可选用人参归脾丸、归脾丸（合剂、颗粒、胶囊）、八珍丸（颗粒、胶囊）、宫血停颗粒、当归丸（复方当归丸）。

此类中成药常以党参、黄芪健脾益气，白术、白芍疏肝健脾，资血之源；当归补血调经，从而起到良好的健脾益气，固冲调经之功。

2. 肾气亏虚证

【临床表现】月经提前，周期缩短，经量少，经色淡黯，质清稀，腰膝酸软，头晕耳鸣，小便频数，面色晦黯；舌淡黯，苔薄白或白润，脉沉细。

【辨证要点】经量少，经色淡黯，质清稀，腰膝酸软，头晕耳鸣；舌淡黯。

【病机简析】"冲任之本在肾"，肾气不足，封藏失职，冲任不固，故月经提前；肾虚精血不足，故经量少；肾气不足，肾阳虚弱，血失温煦，故经色淡黯，质清稀；外府失荣，筋骨不坚，故腰膝酸软；头晕耳鸣，面色晦黯，舌淡黯，脉沉细均为肾虚之征。

【治法】补益肾气，固冲调经。

【辨证选药】可选用苁蓉益肾颗粒。

此类中成药常选用五味子滋肾敛阴；肉苁蓉补肾阳，益精血；菟丝子平补肝肾，补肾助阳；茯苓、车前子健脾渗湿，从而达到补益肾气，固冲调经的作用。

3. 血热内扰证

【临床表现】月经先期而至，量偏多，色鲜红或紫红，质较稠，面红唇赤，心烦口渴，溲黄便干；舌质红，苔黄，脉数或滑数。

【辨证要点】经色红或紫红、质稠，面红唇赤，心烦口渴，大便干结；舌红苔黄。

【病机简析】热扰冲任，冲任不固，经血妄行，故月经先期、量多；血为热灼，故经色鲜红或紫红，质稠；热邪扰心则心烦；热甚伤津则口渴，溲黄便干；舌质红，苔黄，脉数均为血热内扰之征。

【治法】清热凉血调经。

【辨证选药】可选用裸花紫珠片、宫血宁胶囊、荷叶丸、止血宝胶囊、断血流片（胶囊、颗粒）、四红丹。

此类中成药常用裸花紫珠、小蓟、重楼、断血流等清热凉血止血药物，或各类炭类药物凉血止血，以达清热凉血，固冲止血之功。

4. 肝郁血热证

【临床表现】经期提前，血量或多或少，色紫红，质稠，或有乳房胀痛，胸胁满闷，少腹胀痛，烦躁易怒，口苦咽干；舌质红，苔黄，脉弦数。

【辨证要点】血量或多或少，色紫红，质稠，乳房胀痛，烦躁易怒，口苦咽干。

【病机简析】肝郁化热，热扰冲任，冲任不固，经血妄行，故月经先期；肝郁疏泄失调，血海失司，故经量或多或少；血为热灼，故经色紫红，质稠；气滞肝经则胸胁、乳房胀痛；烦躁易怒，口苦咽干，舌质红，苔黄，脉弦数均为肝郁血热之征。

【治法】疏肝清热，凉血调经。

【辨证选药】可选用加味逍遥丸（口服液）、丹栀逍遥丸（片）。

此类中成药常用丹皮、栀子、柴胡等疏肝解郁、清热凉血，当归、白芍养血柔肝，白术、茯苓、炙甘草健脾补中，从而达到疏肝清热，凉血调经之功。

5. 虚热内扰证

【临床表现】行经提前或经期延长，量少或量多，色红，质稠，可有两颧潮红，口燥咽干，手足心热；舌红少苔，脉细数。

【辨证要点】月经量少或量多，色红，质稠，两颧潮红，口燥咽干，手足心热；舌红少苔。

【病机简析】阴虚内热，热扰冲任，冲任不固，经血妄行，故月经先期，经期延长；阴虚血少，血海不足，故经量少，若虚热伤络，血受热迫，亦可经量增多；血为热灼，故经色红，质稠；虚热上浮故两颧潮红；手足心热，舌红少苔，脉细数均为阴虚血热之征。

【治法】养阴清热调经。

【辨证选药】可选用安坤颗粒、固经丸、参茜固经颗粒、葆宫止血颗粒。

此类中成药常用生地、玄参、麦冬等养阴滋液，壮水以制火；地骨皮清虚热，泻肾火；白芍养血敛阴；女贞子、旱莲草、地榆等滋阴清热止血，从而达到养阴清热调经的作用。

6. 瘀滞胞宫证

【临床表现】经行量多或经期延长，或经间期阴道出血，色紫黯，有血块，经行腹痛或平素小腹胀痛；舌紫黯或有瘀斑瘀点，脉弦或涩。

【辨证要点】经色黯，有血块，经行腹痛；舌紫黯或有瘀斑瘀点，脉弦或涩。

【病机简析】瘀血内阻，新血不能归经，故经行量多或经期延长，或经间期阴道出血；瘀血凝结则色黯有块；瘀血阻滞，不通则痛，故经行腹痛或平素小腹胀痛；舌紫黯或有瘀斑瘀点，脉弦或涩亦为瘀滞胞宫之征。

【治法】活血化瘀止血。

【辨证选药】可选用三七血伤宁胶囊、少腹逐瘀丸（颗粒、胶囊）、加味八珍益母膏、妇女痛经丸（颗粒）、得生丸、茜芷胶囊、田七痛经胶囊。

此类中成药常用蒲黄、益母草、三七、茜草等活血止血，五灵脂散瘀止痛，元胡、香附、血竭理气化瘀止痛，从而达到活血化瘀止血的作用。

三、用药注意

临床选药必须以辨证论治的思想为指导，针对不同证型，选择与其相对证的药物，才能收到较为满意的疗效。此外，功能失调性子宫出血属妇科急症之一，若出血量多势急，应及时应用止血药物或诊断性刮宫术止血治疗。随时注意患者生命体征，必要时给予补充血容量或激素止血。对于顽固性功能失调性子宫出血，不论中年还是围绝经期妇女，均应行诊断性刮宫术治疗。注意经期卫生，避免感染；饮食宜清淡，切忌肥甘油腻食物，以防影响药效的发挥。药品贮藏宜得当，存于阴凉干燥处，药品性状发生改变时禁止服用。药品必须妥善保管，放在儿童不能接触的地方，以防发生意外。对于具体药品的饮食禁忌、配伍禁忌、妊娠禁忌、证候禁忌、病证禁忌、特殊体质禁忌、特殊人群禁忌等，各药品具体内容中均有详细介绍，用药前务必仔细阅读。

附一

常用治疗功能失调性子宫出血的中成药药品介绍

（一）无排卵性功血常用中成药品种

1. 肾阴亏虚证

左归丸

【处方】熟地黄、菟丝子、牛膝、龟板胶、鹿角胶、山药、山茱萸、枸杞子。

【功能与主治】滋肾补阴。用于真阴不足，腰膝酸软，盗汗遗精，神疲口燥。

【用法与用量】口服。一次 9g，一日 2 次。

【禁忌】若属外感寒湿、湿热或跌扑外伤，气滞血瘀所致腰痛忌用。

【注意事项】

1. 肾阳亏虚、命门火衰、阳虚腰痛者慎用。

2. 治疗期间不宜食用辛辣、油腻之品。

3. 本品含牛膝等药，孕妇慎用。

【规格】每10粒重1g。

【贮藏】密闭，防潮。

【药理毒理】左归丸有补肾作用。以SD雌性大鼠双侧卵巢切除增龄3月法复制肾虚模型，用左归丸给予模型大鼠灌胃，结果显示左归丸可一定程度上改善肾虚大鼠骨髓间质干细胞（MSCs）的增殖能力[1]。

【参考文献】

[1] 丁富平，黄进，张进，等. 左归丸对肾虚大鼠MSCs增殖的影响 [J]. 时珍国医国药，2011，22（5）：1062-1064.

六味地黄丸（颗粒、胶囊、口服液、软胶囊）

【处方】熟地黄、酒萸肉、牡丹皮、山药、茯苓、泽泻。

【功能与主治】滋阴补肾。用于肾阴亏损，头晕耳鸣，腰膝酸软，骨蒸潮热，盗汗遗精，消渴。

【用法用量】

丸剂：口服。规格（1）大蜜丸，一次1丸，一日2次；规格（2）浓缩丸，一次8丸，一日3次；规格（3）水蜜丸，一次6g，一日2次；规格（4）、（5）、（6）小蜜丸，一次9g，一日2次。

颗粒剂：开水冲服。一次 5g，一日 2 次。

胶囊：口服。规格（1）一次 1 粒，规格（2）一次 2 粒，一日 2 次。

口服液：口服。一次 10ml，一日 2 次；儿童酌减，或遵医嘱。

软胶囊：口服。一次 3 粒，一日 2 次。

【注意事项】

1．感冒者慎用，以免表邪不解。

2．本品药性滋腻，有碍消化，凡脾虚、气滞、食少纳呆者慎用。

3．本品为阴虚证所设，体实及阳虚者忌服。

4．服药期间饮食宜清淡，忌食辛辣、油腻之品。

【规格】

丸剂：（1）每丸重 9g，（2）每 8 丸重 1.44g（每 8 丸相当于饮片 3g），（3）每袋装 6g，（4）每袋装 9g，（5）每瓶装 60g，（6）每瓶装 120g。

颗粒剂：每袋装 5g。

胶囊：每粒装（1）0.3g，（2）0.5g。

口服液：每支装 10ml。

软胶囊：每粒装 0.38g。

【贮藏】密封，置阴凉干燥处。

【药理毒理】本品有降血糖、降血脂、抗肿瘤、增强机体非特异抵抗力等作用。

·**降血糖作用** 六味地黄丸能够显著降低 OLETF 大鼠血糖升高程度，延缓高血糖的出现，显著降低血浆胰岛素[1]；并能明显降低血糖，有效控制体重，改善胰岛素抵抗[2]。

· **降血脂作用**　六味地黄丸能提高 NO 水平，氧化低密度脂蛋白，从而调节高脂血症大鼠脂质代谢紊乱[3]。

· **抗肿瘤作用**　本方能提高肿瘤细胞缝隙链接蛋白（Cx）表达及缝隙链接通讯（GJIC），提示六味地黄丸对肿瘤自杀基因治疗的增效作用与"缝隙连接机制"有关[4]。

· **增强机体非特异抵抗力作用**　本方口服能改善快速衰老模型小鼠、慢性悬吊应激及氢化可的松处理小鼠的学习记忆能力[5, 6]。本方可拮抗烫伤大鼠腹腔巨噬细胞吞噬活性、脾脏淋巴细胞转化增殖、IL-2 分泌、自然杀伤细胞（NK）活性、红细胞 C3b 受体（RBC-C3bR）花环形成率和红细胞免疫复合物（RBC-IC）花环形成率受抑的作用，并能拮抗烫伤引起的促进腹腔巨噬细胞分泌肿瘤坏死因子（TNF）、增加血清 IL-6 水平的作用[7]。另有研究发现，本方汤剂能抑制糖皮质激素诱导的胸腺淋巴细胞凋亡[8]，有拮抗糖皮质激素，诱导脾 T 淋巴细胞凋亡的作用[9]。

【参考文献】

[1] 钱毅，薛耀明，李佳，等．六味地黄丸对 OLETF 鼠胰岛素抵抗的影响 [J]．广东医学，2008，29（3）：371.

[2] 金智生，杨世勤，潘宇清，等．六味地黄丸对实验性糖尿病大鼠胰岛素敏感性影响 [J]．甘肃中医学院报，2008，25（1）：9.

[3] 严璐佳，陈敏，陈晨，等．六味地黄丸对高脂模型大鼠血脂和主动脉的影响 [J]．福建中医药大学学报，2012，22（5）：56-57.

[4] 杜标炎，郭玉荣，易华，等．六味地黄丸含药血清对自杀基因治疗黑色素瘤增效作用的缝隙连接机制初探 [J]．中国中西医结合杂志，2013，33（5）：651-658.

[5] 张永祥. 六味地黄汤现代药理学及化学的初步研究 [J]. 基础医学与临床，2000，20（5）：399.

[6] 张大禄，范丙义. 六味地黄方抗衰老作用研究 [J]. 中医药信息，2001，18（6）：19.

[7] 徐瑶，卞国武，吴敏毓，等. 六味地黄汤对大鼠烫伤后免疫功能的影响 [J]. 中国实验方剂学杂志，2000，6（2）：31.

[8] 杜标炎，徐勤，吴绍锋，等. 六味地黄汤对糖皮质激素肾阴虚模型免疫器官淋巴细胞凋亡的抑制作用 [I][J]. 广州中医药大学学报，2000，17（3）：204.

[9] 徐勤，杜标炎，罗慧，等. 六味地黄汤对糖皮质激素肾阴虚模型免疫器官淋巴细胞凋亡的抑制作用 [II][J]. 广州中医药大学学报，2000，17（3）：207.

知柏地黄丸（片）

【处方】 知母、黄柏、熟地黄、山茱萸（制）、牡丹皮、山药、茯苓、泽泻。

【功能与主治】 滋阴降火。用于阴虚火旺，潮热盗汗，口干咽痛，耳鸣遗精，小便短赤。

【用法与用量】

丸剂：口服。规格（1）大蜜丸，一次1丸，一日2次；规格（2）、（6）浓缩丸，一次8丸，一日3次；规格（3）、（5）水蜜丸，一次6g，一日2次；规格（4）小蜜丸，一次9g，一日2次。

片剂：口服。一次6片，一日4次。

【注意事项】

1. 本品为阴虚火旺证而设，气虚发热及实热者忌服。

2．感冒者慎用，以免表邪不解。

3．本品药性滋腻而寒凉，凡脾虚便溏、气滞中满者不宜使用。

4．服药期间饮食宜选清淡易消化之品，忌食辛辣、油腻之品。

【规格】

丸剂：（1）每丸重9g，（2）每10丸重1.7g，（3）每袋装6g，（4）每袋装9g，（5）每瓶装60g，（6）每8丸相当于原生药3g。

片剂：每瓶装100片。

【贮藏】密封。

大补阴丸

【处方】熟地黄、龟板（醋炙）、知母（盐炒）、黄柏（盐炒）、猪脊髓。

【功能与主治】滋阴降火。用于阴虚火旺，潮热盗汗，咳嗽，咯血，耳鸣，遗精。

【用法用量】口服。水蜜丸一次6g，一日2～3次；大蜜丸一次1丸，一日2次。

【注意事项】

1．本品为阴虚火旺证而设，气虚发热者及火热实证者忌服。

2．感冒者慎用，以免表邪不解。

3．本品滋腻而寒凉，凡脾胃虚弱、痰湿内阻、脘腹胀满、食少便溏者慎使用。

4．服药期间宜选清淡、易消化之品，忌食辛辣、油腻之品。

【规格】大蜜丸，每丸重9g。

【贮藏】密封。

河车大造丸（胶囊）

【处方】熟地黄、龟板（醋炙）、紫河车、天冬、麦冬、杜仲（盐炒）、牛膝（盐炒）、黄柏（盐炒）。

【功能与主治】滋阴清热，补肾益肺。用于肺肾两亏，虚劳咳嗽，骨蒸潮热，盗汗遗精，腰膝酸软。

【用法用量】

丸剂：口服。水蜜丸一次 6g，小蜜丸一次 9g，大蜜丸一次 1丸，一日 2 次。

胶囊：口服。一次 3 粒，一日 3 次；或遵医嘱。

【注意事项】

1．气虚发热汗出者慎用。

2．本品含牛膝，孕妇慎用。

3．服药期间忌食辛辣、油腻、生冷食物。

【规格】

丸剂：大蜜丸，每丸重 9g。

胶囊：每粒装 0.35g。

【贮藏】密封。

二至丸

【处方】女贞子（蒸）、墨旱莲。

【功能与主治】补益肝肾，滋阴止血。用于肝肾阴虚，眩晕耳鸣，咽干鼻燥，腰膝酸痛，月经量多。

【用法与用量】口服。大蜜丸一次 9g，一日 2 次；浓缩丸一次 20 粒，一日 1～2 次。

【注意事项】

1．肝火上炎所致的头晕、耳鸣慎用。

2．实热内盛所致的月经过多，色泽鲜红者慎用。

3．服药期间，宜食用清淡易消化食品，忌食辛辣、油腻之品。

4．脾胃虚寒腹泻者慎用。

【规格】 大蜜丸，每丸重 9g；浓缩丸，每 10 粒重 1.7g。

【贮藏】 密封。

妇科止血灵

【处方】 熟地黄、五味子、白芍、杜仲（炭）、续断、槲寄生、山药、牡蛎（煅）、海螵蛸、地榆（炒）、蒲黄（炭）。

【功能与主治】 补肾敛阴，固冲止血。用于肾阴不足所致的崩漏，症见行经先后无定期、经量多或淋漓不止、经色紫黑，伴头晕耳鸣、手足心热、腰膝酸软；功能性子宫出血见上述证候者。

【用法与用量】 口服。一次 5 片，一日 3 次。

【注意事项】

1．本品为阴虚火旺之崩漏、月经过多、经期延长所设，若属气不摄血者不宜。

2．服药期间饮食宜富有营养，但忌食辛辣、油腻之品。

3．外有表邪未解者忌用。

4．方中有活血化瘀，软坚散结之品，故孕妇慎用或向医师咨询。

【规格】 每片重 0.3g。

【贮藏】 密封。

【临床报道】 应用妇科止血灵治疗 72 例崩漏及月经过多的患

者，显效 54 例，有效 14 例，无效 4 例，总有效率 94.4%；其中 49 例崩漏患者有 34 例连续 3 个月月经周期正常，痊愈率 69.4%[1]。

【参考文献】

[1] 程慧莲，龚巍.妇科止血灵 72 例塞流效果临床观察 [J].新疆中医药，2004，22（6）：22-23.

2．肾阳亏虚证

右归丸

【处方】肉桂、附子（炮附片）、鹿角胶、杜仲（盐炒）、菟丝子、山茱萸（酒制）、熟地黄、枸杞子、当归、山药。

【功能与主治】温补肾阳，填精止遗。用于肾阳不足，命门火衰，腰膝酸冷，精神不振，怯寒畏冷，阳痿遗精，大便溏薄，尿频而清。

【用法与用量】口服。小蜜丸一次 9g，大蜜丸一次 1 丸，一日 3 次。

【注意事项】

1．本品温肾涩精，用于肾阳亏虚，精关不固的遗精虚证，若阴虚火旺，心肾不交，湿热下注，扰动精室，劳伤心脾，气不摄精者忌用。

2．本品为命门火衰、精气虚寒、阳痿虚证所设，若思虑忧郁，劳伤心脾，恐惧伤肾，湿热下注所致阳痿忌用。

3．本品为脾肾阳虚之泄泻所设，若外感寒湿或外感暑湿、湿热以及食滞伤胃，肝气乘脾所致泄泻忌用。

4．服药期间忌生冷饮食，忌房事。

5．方中含肉桂、附子大温大热之品，不宜过服，以免伤阴；孕妇慎用。

【规格】小蜜丸，每 10 丸重 1.8g；大蜜丸，每丸重 9g。

【贮藏】密封。

【药理毒理】本品有一定抗实验性肾阳虚证作用。

·**对肾阳虚证模型的影响** 右归丸对卵巢切除加地塞米松所致大鼠肾阳虚子宫发育不良模型可促进子宫发育[1]。还能改善烃基脲复制的家兔肾阳虚证模型的代谢紊乱，使血清总蛋白水平有所恢复，缓解肝、肾功能急性损伤，胆固醇合成量增加，甘油三酯水平回落，皮质醇及乳酸脱氢酶水平升高，糖合成量、糖酵解强度提高，家兔体温亦有所回升[2]。

·**其他作用** 右归丸灌胃，能抑制老年大鼠脑干的单胺氧化酶（MAO-B）活性，降低大脑皮层去甲肾上腺素含量，使老龄大鼠下丘脑兴奋性与抑制性氨基酸类神经递质含量明显回升[3]。

【参考文献】

[1] 范扶民，陈晓钟．肾阳虚型大鼠子宫发育不良模型的建立及其特征研究——子宫组织形态学特性研究 [J].山西中医学院学报，2003，4（1）：11-13.

[2] 薛莎，汤学军，马威，等．右归丸对家兔肾阳虚证生化指标及皮质醇的影响 [J].中医杂志，2001，42（7）：434.

[3] 王静，施建蓉，金国琴，等．三种补肾方对老年大鼠下丘神经递质的影响 [J].医药导报，2003，22（3）：142.

金匮肾气丸（片）

【处方】地黄、山茱萸（酒炙）、山药、牡丹皮、泽泻、茯苓、桂枝、附子（炙）、牛膝（去头）、车前子（盐炙）。

【功能与主治】温补肾阳，化气行水。用于肾虚水肿，腰膝酸软，小便不利，畏寒肢冷。

【用法与用量】

丸剂：口服。规格（1）大蜜丸，一次1丸，规格（2）水蜜丸，一次4～5g（20～25粒），一日2次。

片剂：口服。一次4片，一日2次。

【禁忌】

1．孕妇忌服。

2．忌房欲、气恼。

3．忌食生冷食物。

【注意事项】

阴虚内热者慎服。

【规格】

丸剂：（1）每丸重6g，（2）每100粒重20g。

片剂：每片重0.27g。

【贮藏】密闭。

肾宝合剂

【处方】蛇床子、补骨脂、小茴香、淫羊藿、葫芦巴、菟丝子、肉苁蓉、制何首乌、枸杞子、熟地黄、五味子、金樱子、覆盆子、红参、黄芪、茯苓、白术、山药、当归、川芎、炙甘草、车前子。

【功能与主治】温补肾阳，固精益气。用于肾阳亏虚、精气不足所致的阳痿遗精、腰腿酸痛、精神不振、夜尿频多、畏寒怕冷、月经过多、白带清稀。

【用法与用量】口服。一次 10 ～ 20ml，一日 3 次。

【注意事项】

1. 感冒者慎服，以免表邪不解。

2. 服药期间宜食清淡易于消化之物，忌食生冷、油腻之物，以免伤阳助湿。

【规格】每瓶装（1）10ml，（2）100ml，（3）200ml。

【贮藏】密封，置阴凉干燥处。

3. 气不摄血证

补中益气丸（颗粒、口服液）

【处方】炙黄芪、党参、炙甘草、炒白术、当归、升麻、柴胡、陈皮。

【功能与主治】补中益气，升阳举陷。用于脾胃虚弱、中气下陷所致的泄泻、脱肛、阴挺，症见体倦乏力、食少腹胀、便溏久泻、肛门下坠或脱肛、子宫脱垂。

【用法与用量】

丸剂：口服。规格（1）大蜜丸，一次 1 丸，一日 2 ～ 3 次；规格（2）浓缩丸，一次 8 ～ 10 丸，一日 3 次；规格（3）水丸，一次 6g，一日 2 ～ 3 次。

颗粒剂：口服。一次 3g，一日 2 ～ 3 次。

口服液：口服。一次 10 ～ 15ml，一日 2 ～ 3 次。

【注意事项】

1. 阴虚内热者忌用。

2．不宜与感冒药同时服用。

3．忌生冷油腻、不易消化食物。

【规格】

丸剂：（1）每丸重 9g，（2）每 8 丸相当于原生药 3g，（3）每袋装 6g。

颗粒剂：每袋装 3g。

口服液：每支装 10ml。

【贮藏】密封，置阴凉干燥处。

人参归脾丸

【处方】人参、炙黄芪、当归、龙眼肉、白术（麸炒）、茯苓、远志（去心，甘草炙）、酸枣仁（炒）、木香、炙甘草。

【功能与主治】益气补血，健脾养心。用于心脾两虚，气血不足所致的心悸、怔忡，失眠健忘，食少体倦，面色萎黄及脾不统血所致的便血，崩漏，带下。

【用法与用量】口服。一次 1 丸，一日 2 次。

【注意事项】

1．本品温补气血，若热邪内伏、阴虚脉数以及痰湿壅盛者禁用。

2．服药期间应进食营养丰富而易消化吸收的食物，饮食有节。忌食生冷食物，忌烟酒、浓茶。

3．保持精神舒畅，劳逸适度。忌过度思虑，避免恼怒、抑郁、惊恐等不良情绪。

【规格】每丸重 9g。

【贮藏】密封。

归脾丸（合剂、颗粒、胶囊）

【处方】 党参、炒白术、炙黄芪、炙甘草、茯苓、制远志、炒酸枣仁、龙眼肉、当归、木香、大枣（去核）。

【功能与主治】 益气健脾，养血安神。用于心脾两虚，气短心悸，失眠多梦，头昏头晕，肢倦乏力，食欲不振，崩漏便血。

【用法与用量】

丸剂：口服，用温开水或生姜汤送服。规格（1）大蜜丸，一次1丸，规格（2）浓缩丸，一次8～10丸，规格（3）水蜜丸，一次6g，规格（4）、（5）、（6）小蜜丸，一次9g，一日3次。

合剂：口服。规格（1）、（2）一次10～20ml，一日3次，用时摇匀。

颗粒剂：口服。一次1袋，一日3次。

胶囊：口服。一次4粒，一日3次，4周为一疗程。

【注意事项】

1．本品为心脾两虚之证而设，若阴虚火旺者忌用。

2．服药期间，宜食清淡易消化食物，忌食辛辣、生冷、油腻之品，以免加重病情。

【规格】

丸剂：（1）每丸重9g，（2）每8丸相当于原药材3g，（3）每袋装6g，（4）每袋装9g，（5）每瓶装60g，（6）每瓶装120g。

合剂：（1）每支装10ml，（2）每瓶装100ml。

颗粒剂：每袋装3g。

胶囊：每粒装0.3g。

【贮藏】 密封，置阴凉干燥处。

八珍丸（颗粒、胶囊）

【处方】党参、炒白术、茯苓、甘草、当归、白芍、川芎、熟地黄。

【功能与主治】补气益血。用于气血两虚，面色萎黄，食欲不振，四肢乏力，月经过多。

【用法与用量】

丸剂：口服。规格（1）大蜜丸，一次1丸，一日2次；规格（2）、（4）浓缩丸，一次8丸，一日3次；规格（3）水蜜丸，一次6g，一日2次。

颗粒剂：开水冲服。规格（1）、（2）一次1袋，一日2次。

胶囊：口服。一次3粒，一日2次。

【注意事项】

1. 本品为气血两虚证而设，体实有热者忌服。

2. 感冒者慎用，以免表邪不解。

3. 服药期间宜选清淡、易消化之品，忌食辛辣、油腻、生冷之品。

【规格】

丸剂：（1）每丸重9g，（2）每8丸相当于原生药3g，（3）每袋装6g，（4）每瓶装60g。

颗粒剂：（1）每袋装3.5g，（2）每袋装8g。

胶囊：每粒装0.4g。

【贮藏】密封，防潮，避热。

【药理毒理】八珍汤有提高免疫功能、降低血浆黏度和纤维蛋白含量、提高红细胞生成素的作用。

· **提高免疫功能** 以失血法复制小鼠血虚模型，发现血虚小鼠血红蛋白含量（Hb）、红细胞计数（RBC）、红细胞免疫复合物花环率（RBC-C3bR）均显著降低，造模后随即灌胃八珍汤治疗7天，血虚型小鼠Hb、RBC、RBC-C3bR均显著升高[1]。

·降低血浆黏度及纤维蛋白含量 以八珍汤灌胃饲养老龄大鼠40d，结果发现八珍汤高剂量组的全血黏度、血浆黏度值及纤维蛋白含量均比空白对照组明显下降，同时八珍汤高剂量组还可明显降低大鼠1min、2min血小板聚集率[2]。

·提高红细胞生成素 以八珍汤原液灌胃大鼠10d后，用胎肝细胞测定1/10稀释的正常大鼠血清红细胞生成素水平，结果八珍汤组的值显著高于对照组[3]。

【参考文献】

[1] 潘洪平，张兴，黄冬华，等 . 八珍汤对血虚小鼠红细胞免疫功能的实验研究 [J]. 广西医科大学学报，2000，17（6）：1015-1017.

[2] 潘毓宁，黄冬华，吴隐雄，等 . 八珍汤对老龄大鼠血液流变学改善作用的研究 [J]. 广西医学，1997，19（4）：581-584.

[3] 陈玉春，王碧英，高依卿 . 八珍汤对红细胞生成素影响的动物实验研究 [J]. 上海中医药杂志，2000，34（4）：45-46.

乌鸡白凤丸（片、胶囊）

乌鸡白凤丸（片）

【处方】 乌鸡（去毛、爪、肠）、鹿角胶、鳖甲（制）、牡蛎（煅）、桑螵蛸、人参、黄芪、当归、白芍、香附（醋制）、天冬、甘草、地黄、熟地黄、川芎、银柴胡、丹参、山药、芡实（炒）、鹿角霜。

【功能与主治】补气养血，调经止带。用于气血两虚，身体瘦弱，腰膝酸软，月经不调，崩漏带下。

【用法与用量】

丸剂：口服。规格（1）大蜜丸，一次1丸，一日2次；规格（2）水蜜丸，一次6g，一日2次；规格（3）小蜜丸，一次9g，一日2次；规格（4）浓缩丸，一次9g，一日1次；或将药丸加适量开水溶后服。

片剂：口服。一次2片，一日2次。

乌鸡白凤胶囊

【处方】乌鸡（去毛、爪、肠）、丹参、地黄、香附（醋制）、人参、白芍、牡蛎（煅）、鹿角霜、银柴胡、甘草、黄芪、鳖甲（制）。

【功能与主治】补气养血，调经止带。用于气血两虚，身体瘦弱，腰膝酸软，月经不调，崩漏带下。

【用法与用量】口服。一次2～3粒，一日3次。

【注意事项】

1. 气滞血瘀或血热实证引起的月经不调或崩漏，不宜使用。

2. 服药期间应少食辛辣、刺激食物。

3. 服药后出血不减，或带下量仍多，请医师诊治。

【规格】

丸剂：（1）每丸重9g，（2）每袋装6g，（3）每袋装9g，（4）每10丸重1g。

片剂：每片重0.5g。

胶囊：每粒装0.3g。

【贮藏】密封。

【药品毒理】本品具有促进造血、性激素样、保护肝脏及抗炎镇痛等作用。

· **促进造血作用**　乌鸡白凤丸对急性失血模型小鼠灌胃，能促进红细胞和血红蛋白的恢复，提高血红蛋白的含量；延长小鼠常压耐缺氧死亡时间和负重游泳时间；对环磷酰胺所致小鼠白细胞降低乌鸡白凤丸有提升作用，并能缩短断尾小鼠出血时间和玻片法凝血时间，缩短大鼠血浆复钙时间[1-3]。

· **性激素样作用**　灌胃乌鸡白凤丸能使未成熟的雌性幼年大鼠子宫和雄性幼年大鼠的精液囊和前列腺等的重量增加。对摘除双侧卵巢或雄激素所致的无排卵的雌性大鼠，乌鸡白凤丸能预防子宫和肾上腺的萎缩，提高雌二醇含量，促进卵泡发育和黄体形成，使子宫内膜增厚，腺体数目增多，腺上皮丰富，子宫重量增加；对切除两侧睾丸的雄性大鼠乌鸡白凤丸则有一定的雄激素样作用[3-6]。对去卵巢或维甲酸所致的大鼠骨质疏松症模型，口服乌鸡白凤丸可明显升高大鼠血清雌二醇、降钙素含量，对骨质疏松症模型大鼠有一定的防治作用[7, 8]。

· **保肝作用**　乌鸡白凤口服液和丸剂均能显著降低 D-氨基半乳糖急性肝损伤大鼠血清谷丙转氨酶、谷草转氨酶的升高，提高四氯化碳慢性肝损伤大鼠的总蛋白和血清白蛋白含量[9]。

· **抗炎镇痛作用**　口服乌鸡白凤口服液和丸剂均能抑制巴豆油所致的小鼠耳郭急性水肿，抑制大鼠棉球肉芽肿的形成和角叉菜胶所致的大鼠足爪肿胀，减少羧甲基纤维素所致的大鼠腹腔渗出液中的白细胞总数[10]。

· **其他作用**　灌胃乌鸡白凤丸能降低去卵巢脂代谢紊乱模型大鼠的血甘油三酯（TG）、氧化低密度脂蛋白（OX-LDL）和丙二醛

（MDA），提高高密度脂蛋白（HDL-C）、载脂蛋白 A（apo-A1）和超氧化物歧化酶（SOD）的活力[11]。对高脂饲料复制高脂血症大鼠及高脂血症家兔动物模型，乌鸡白凤丸灌服可降低高脂血症大鼠的血清胆固醇（TC）、TG、低密度脂蛋白胆固醇（LDL-C）及高脂家兔血清的 TC、TG、LDL-C 和 MDA 的含量，增强 SOD 活性[13]。

【参考文献】

[1] 陈二珍，胡锡元，彭连生 . 乌鸡白凤口服液扶正固本作用的动物实验观察 [J]. 武汉市职工医学院学报，2000，28（2）：23.

[2] 张灵灵 . 乌鸡白凤丸药效学初探 [J]. 江西中医学院学报，2004，35（12）：264.

[3] 沈鸿，姚祥珍 . 乌鸡白凤口服液与乌鸡白凤丸对动物血液系统的作用比较 [J]. 中国实验方剂学杂志，2000，6（2）：34.

[4] 沈鸿，姚祥珍 . 乌鸡白凤口服液与丸剂对动物性激素样作用的比较研究 [J]. 中国实验方剂学杂志，1998，4（5）：50.

[5] 王鑫国，郭秋红，白霞，等 . 乌鸡白凤丸对去卵巢大鼠雌激素分泌的影响 [J]. 中成药，2003，25（1）；67.

[6] 杜惠兰，宋翠森，马惠荣，等 . 乌鸡白凤丸口服液对雄激素所致无排卵大鼠卵巢、子宫及微量元素的影响 [J]. 中药药理与临床，2001，17（4）：3.

[7] 牛丽颖，王鑫国，严玉平，等 . 乌鸡白凤丸对去卵巢大鼠骨质疏松症的影响 [J]. 中成药，2004，26（11）：929.

[8] 王鑫国，王超玉，白霞，等 . 乌鸡白凤对维甲酸所致大鼠骨质疏松症的影响 [J]. 中药药理与临床，2000，16（5）：7.

[9] 李小芹，贺蓉，周爱香，等 . 乌鸡白凤丸口服液及丸剂对中毒性肝损伤影响的比较 [J]. 中药药理与临床，2000，16（4）：1.

[10] 吴跃进．乌鸡白凤丸的药理研究概况 [J]．中国中医药信息杂志，2015，12（8）：101．

[11] 王鑫国，葛喜珍，马崑，等．乌鸡白凤丸对去卵巢大鼠脂代谢的影响 [J]．中成药，2003，25（5）：396．

[12] 郭秋红，牛丽颖，王鑫国，等．乌鸡白凤丸抗动脉硬化的机制研究 [J]．中华实用中西医杂志，2004，17（1）：101．

同仁乌鸡白凤口服液（丸）

【处方】 乌鸡（去毛、爪、肠）、人参、黄芪、山药、鹿角、熟地黄、白芍、当归、地黄、天冬、青蒿、银柴胡、香附（醋炙）、丹参、川芎、桑螵蛸、芡实（炒）、牡蛎（煅）、甘草。

【功能与主治】 益气养血，滋阴清热。用于气血两虚、阴虚有热所致的月经失调、崩漏、带下病，症见经行错后或提前、经水量多、淋沥不净、带下量多、黄白相兼、腰膝酸软、虚热盗汗。

【用法与用量】

口服液：口服。一次 10ml，一日 2 次；或遵医嘱。

丸剂：温黄酒或温开水送服。水蜜丸一次 6g，大蜜丸一次 1 丸，一日 2 次。

【注意事项】

1．瘀血所致的月经失调、崩漏不宜使用。带下病属寒湿者不宜使用。

2．服药期间慎食辛辣刺激食物。

3．服药后出血不减，或带下量仍多，请医师诊治。

4．月经先期服药后未效者，请向医师咨询。

【规格】

口服液：每支装 10ml。

丸剂：水蜜丸，每 100 粒重 12g；大蜜丸，每丸重 9g。

【贮藏】密封，置阴凉处。

4．血热内扰证

裸花紫珠片

【处方】裸花紫珠浸膏。

【功能与主治】清热解毒，收敛止血。用于血热毒盛所致的鼻衄，咯血，吐血，崩漏下血；呼吸道、消化道出血，子宫功能性出血，人流后出血见上述证候者及细菌感染性炎症。

【用法与用量】口服。一次 3 ~ 5 片，一日 3 ~ 4 次。

【注意事项】

1．本品寒凉，脾胃虚寒者慎用。

2．服药期间饮食宜选清淡、易消化之品，忌食辛辣、油腻之品，以免加重病情。

3．出血量多者，应采取综合急救措施。

4．用本品治疗细菌感染引起的炎症时，可配合使用抗生素，以增疗效。

【规格】每片含干浸膏 0.2g。

【贮藏】密封。

【药理毒理】本品有一定止血、抗炎及抗菌作用。

·**止血作用**　本品 0.975、1.95g/kg 灌胃给药 3 天，能缩短小鼠断尾的出血和凝血时间[1]。

·**抗炎作用** 本品 0.975、1.95g/kg 灌胃给药 3 天，对醋酸所致小鼠腹腔毛细血管通透性增加、二甲苯所致小鼠耳肿胀及蛋清所致大鼠足肿胀均有的抑制作用[1]。

·**抗菌作用** 体外试验，本品对金黄色葡萄球菌、伤寒沙门菌、肺炎链球菌均有不同程度的抑菌作用[1]。

·**毒理** 本品小鼠灌服给药的最大耐受量为 60g/kg。长期毒性试验 1.25、2.5g/kg 灌胃未见大鼠有毒性表现[2]。

【参考文献】

[1] 符健，邝少轶，王世雄．裸花紫珠片的抗菌消炎和止血作用研究 [J]．海南大学学报（自然科学版），2002，20（2）：154.

[2] 曾祥周，符健，邝少轶．裸花紫珠片急性毒性及长期毒性研究 [J]．中国热带医学，2002，2（4）：447.

止血宝胶囊

【处方】 小蓟。

【功能与主治】 凉血止血，祛瘀消肿。用于血热妄行所致的鼻出血，吐血，尿血，便血，崩漏下血。

【用法与用量】 口服。一次 2～4 粒，一日 2～3 次。

【注意事项】

1．本品清热凉血止血，阴虚火旺出血证慎用。

2．服药期间饮食宜选清淡、易消化之品，忌食辛辣、油腻之品，以免加重病情。

3．出血量多者，应采取综合急救措施。

【规格】 每粒装 0.3g（含原药材 3g）。

【贮藏】 密封。

四红丹

【处方】 地榆（炭）、槐花（炭）、大黄、大黄（炭）、当归、当归（炭）。

【功能与主治】 清热止血。用于血热所致的吐血、衄血、便血、崩漏下血。

【用法与用量】 口服。一次1丸，一日2次。

【注意事项】

1. 本品清热止血，脾不统血所致出血者慎用。

2. 本品含有泻下之品，有碍胎气，孕妇慎用。

3. 服药期间饮食宜选清淡、易消化之品，忌食辛辣、油腻之品，以免助热生湿。

4. 本品苦寒，易伤正气，体弱年迈者慎服。

5. 出血量大者，应采取相应急救措施。

【规格】 每丸重9g。

【贮藏】 密封。

荷叶丸

【处方】 荷叶、藕节、大蓟（炭）、小蓟（炭）、白茅根（炭）、棕榈（炭）、栀子（焦）、知母、黄芩（炭）、地黄（炭）、玄参、当归、白芍、香墨。

【功能与主治】 凉血止血。用于血热所致的咯血，衄血，尿血，便血，崩漏。

【用法与用量】 口服。一次1丸，一日2～3次。

【注意事项】

1. 本品凉血止血，虚寒性出血者忌用。

2. 服药期间，饮食清淡，忌食辛辣之品，以免动血以加重病情。

3. 本药苦寒，易伤正气，体弱年迈者慎服。

4. 出血量大者，应立即采取综合急救措施。

【规格】每丸重 9g。

【贮藏】密封。

宫血宁胶囊

【处方】重楼。

【功能与主治】凉血止血，清热除湿，化瘀止痛。用于崩漏下血，月经过多，产后或流产后宫缩不良出血及子宫功能性出血属血热妄行者，以及慢性盆腔炎之湿热瘀结证所致少腹痛、腰骶痛、带下增多。

【用法与用量】

月经过多或子宫出血期：口服。一次 1 ~ 2 粒，一日 3 次，血止停服。

慢性盆腔炎：口服。一次 2 粒，一日 3 次，4 周为一疗程。

【注意事项】

1. 本品凉血止血，脾虚、肾虚、血瘀证出血者忌用。

2. 饮食忌肥甘厚味及辛辣之品。

3. 妊娠期出血忌用。暴崩者慎用。

4. 胃肠道疾病、脾胃虚寒者慎用，或减少服量。

【规格】每粒装 0.13g。

【贮藏】密封。

断血流片（胶囊、颗粒）

【处方】 断血流浸膏。

【功能与主治】 凉血止血。用于血热妄行所致的月经过多、崩漏、吐血、衄血、咯血、尿血、便血，血色鲜红或紫红；功能失调性子宫出血、子宫肌瘤出血及多种出血症、单纯性紫癜、原发性血小板减少性紫癜见上述证候者。

【用法与用量】

片剂：口服。一次3～6片，一日3次。

胶囊：口服。一次3～6粒，一日3次。

颗粒剂：开水冲服。一次1袋，一日3次。

【注意事项】

1．本品适用于血热妄行所致的出血，脾虚证、肾虚证、血瘀证者忌用。

2．暴崩者慎用。

3．饮食忌肥甘厚味，忌辛辣之品。

4．妊娠出血忌用。

5．使用本品止血时，应结合病因治疗。

6．出血量多，应结合其它疗法治疗。

7．断血流片糖尿病者慎用。

【规格】

片剂：每片重0.35g。

胶囊：每粒装0.35g。

颗粒剂：每袋装10g。

【贮藏】 密封。

5. 瘀滞胞宫证

三七片（胶囊）

【处方】三七。

【功能与主治】散瘀止血，消肿止痛。用于咯血，吐血，衄血，便血，崩漏，外伤出血，胸腹刺痛，跌扑肿痛。

【用法与用量】

片剂：口服。小片一次 4 ～ 12 片，大片一次 2 ～ 6 片，一日 3 次。

胶囊：口服。一次 8 粒，一日 2 次。

【注意事项】

1. 本品有活血化瘀之功，有碍胎气，孕妇慎用。

2. 服药期间，饮食宜选清淡之品，忌食辛辣之品，以免动血加重病情。

3. 如出血较多或不止者，应及时去医院就诊。

4. 用本品治疗软组织损伤时，可配合外用正红花油等活血之品，以增疗效。

【规格】

片剂：每片含三七（1）0.25g（小片），（2）0.5g（大片）。

胶囊：每粒装 0.3g。

【贮藏】密封，防潮。

三七血伤宁胶囊

【处方】三七、大叶紫珠及提取物、重楼、冰片、朱砂、生草乌、黑紫藜芦、山药。

【功能与主治】止血镇痛，祛瘀生新。用于瘀血阻滞、血不归经所致的咯血、吐血，月经过多，痛经，闭经，外伤出血、痔疮出血；胃及十二指肠溃疡出血，支气管扩张出血，肺结核咯血、功能性子宫出血。

【用法与用量】温开水送服。一次1粒（重症者2粒），一日3次，每隔4小时服一次，初服者若无副作用，可如法连服多次；小儿2岁～5岁一次服1/10粒，5岁以上每次服1/5粒；跌打损伤较重者，可先用黄酒送服保险子1粒；瘀血肿痛者，用酒调和药粉，外擦患处。

【注意事项】

1．虚寒证出血者忌用。

2．方中含有活血及有毒之品，孕妇忌用。

3．服药期间忌食蚕豆、鱼类及酸冷食物，以免助热生湿。

4．本品含有朱砂、生草乌有毒药物，应在医师指导下使用，不宜过量、久服。

5．轻伤及其他病症患者忌服保险子。

6．出血量多者，应采取综合急救措施。

【规格】每粒装0.4g（每10粒胶囊配装1丸保险子）。

【贮藏】密封。

【临床报道】应用三七血伤宁胶囊治疗20例功血患者，结果80%的患者在服药后2天，阴道流血明显减少或停止，20%的患者按常规量效果不明显时将服药剂量加倍后，继续服用2～5天阴道流血停止，未见明显毒副作用[1]。

【参考文献】

[1] 阮祥燕.三七血伤宁胶囊治疗功血的临床观察[J].首都医

药，2004，11（6）：29.

少腹逐瘀丸（颗粒、胶囊）

【处方】当归、蒲黄、五灵脂（醋炒）、赤芍、小茴香（盐炒）、延胡索（醋制）、没药（炒）、川芎、肉桂、炮姜。

【功能与主治】温经活血，散寒止痛。用于寒凝血瘀所致的月经后期、痛经、产后腹痛，症见行经后错，行经小腹冷痛，经血紫黯、有血块，产后小腹疼痛喜热、拒按。

【用法与用量】

丸剂：温黄酒或温开水送服。一次1丸，一日2～3次。

颗粒剂：规格（1）开水冲服，一次1.6g，一日2～3次；规格（2）用温黄酒或温开水送服，一次5g，一日3次；或遵医嘱。

胶囊：温开水送服。一次3粒，一日3次；或遵医嘱。

【注意事项】

1．本品温经散寒、活血化瘀，湿热为患、阴虚有热者忌用。

2．治疗产后腹痛应排除胚胎或胎盘组织残留。服药后腹痛不减轻时应请医师诊治。

3．本品含有活血药物，孕妇慎用。

4．服药期间忌食寒凉之品。

5．外感时不宜用。

【规格】

丸剂：每丸重9g。

颗粒剂：每袋装（1）1.6g，（2）5g。

胶囊：每粒装0.45g。

【贮藏】密封。

茜芷胶囊

【处方】川牛膝、三七、茜草（制）、白芷。

【功能与主治】活血止血，祛瘀生新，消肿止痛。用于气滞血瘀所致的子宫出血过多，时间延长，淋漓不止，小腹疼痛；药物流产后子宫出血量多见上述证候者。

【用法与用量】饭后温开水送服。一次5粒，一日3次，连服9天为一个疗程；或遵医嘱。

【禁忌】孕妇禁服。

【注意事项】

1．少数患者服药后胃脘部不适，一般不影响继续用药；偶见皮疹，可对症处理。

2．大出血者注意综合治疗。

3．运动员慎用。

【规格】每粒装0.4g。

【贮藏】密封。

（二）排卵性功血常用中成药品种

1．气不摄血证

人参归脾丸

见本病"无排卵性功血常用中成药品种"气不摄血证。

归脾丸（合剂、颗粒、胶囊）

见本病"无排卵性功血常用中成药品种"气不摄血证。

八珍丸（颗粒、胶囊）

见本病"无排卵性功血常用中成药品种"气不摄血证。

宫血停颗粒

【处方】黄芪、益母草、党参、升麻、当归、蒲黄、龙骨（煅）、牡蛎（煅）、女贞子、旱莲草、枳壳。

【功能与主治】益气活血，固涩止血。用于气虚血瘀所致月经量多、崩漏，症见经水量多、过期不止或淋漓日久、有血块、经行小腹隐痛伴神疲乏力。

【用法与用量】开水冲服。一次 20g，一日 3 次。

【注意事项】

1．若属阴虚火旺，月经过多、崩漏者不宜。

2．恶性肿瘤出血者服用后出血不减，请医师诊治。

3．方中有活血化瘀、软坚散结之品，故孕妇忌用。

4．外有表邪未解者，忌用。

5．服药期间忌食辛辣、生冷、油腻之品。

【规格】每袋装 20g。

【贮藏】密封。

当归丸（复方当归丸）

【处方】黄芪（蜜炙）、当归。

【功能与主治】益气养血，调经止痛。用于气血两虚所致的月经先期、月经量多、痛经，症见月经提前、经水量多、肢体乏力、行经腹痛。

【用法与用量】 口服。一次 1 丸，一日 2 次。

【注意事项】

1．阴虚内热者慎用。

2．服药期间慎食辛辣刺激食物。

【规格】 每丸重 9g。

【贮藏】 密封。

2．肾气亏虚证

苁蓉益肾颗粒

【处方】 五味子（酒制）、肉苁蓉（酒制）、茯苓、菟丝子（酒炒）、车前子（盐制）、巴戟天（制）。

【功能与主治】 补肾填精。用于肾气不足，腰膝酸软，记忆减退，头晕耳鸣，四肢无力。

【用法与用量】 开水冲服。一次 2g，一日 2 次。

【注意事项】

1．忌辛辣、生冷食物。

2．感冒发热患者不宜服用。

3．有高血压、心脏病、肝病、糖尿病、肾病等慢性病严重者应在医师指导下服用。

4．青春期少女及更年期妇女应在医师指导下服用。

【规格】 每袋装 2g。

【贮藏】 密闭。

3. 血热内扰证

裸花紫珠片

见本病"无排卵性功血常用中成药品种"血热内扰证。

宫血宁胶囊

见本病"无排卵性功血常用中成药品种"血热内扰证。

荷叶丸

见本病"无排卵性功血常用中成药品种"血热内扰证。

止血宝胶囊

见本病"无排卵性功血常用中成药品种"血热内扰证。

断血流片（胶囊、颗粒）

见本病"无排卵性功血常用中成药品种"血热内扰证。

四红丹

见本病"无排卵性功血常用中成药品种"血热内扰证。

4. 肝郁血热证

加味逍遥丸（口服液）

【处方】柴胡、当归、白芍、白术（麸炒）、茯苓、甘草、牡丹皮、栀子（姜炙）、薄荷。

【功能与主治】疏肝清热，健脾养血。用于肝郁血虚，肝脾不和，两胁胀痛，头晕目眩，倦怠食少，月经不调，脐腹胀痛；更年期综合征见上述证候者。

【用法与用量】

丸剂：口服。一次 6g，一日 2 次。

口服液：口服。一次 10ml，一日 2 次。

【注意事项】

1．本品用于肝郁血虚有热之证，脾胃虚寒、脘腹冷痛、大便溏薄者禁用。

2．服药期间饮食宜用清淡、易消化之品，忌食生冷、油腻，以免伤脾生湿。

3．服药期间注意调节情志，切忌气恼劳碌。

【规格】

丸剂：每 100 丸重 6g。

口服液：每支装 10ml。

【贮藏】密闭，防潮。

丹栀逍遥丸（片）

【处方】牡丹皮、栀子（炒焦）、柴胡（酒制）、白芍（酒炒）、当归、茯苓、白术（土炒）、薄荷、甘草（蜜炙）。

【功能与主治】疏肝解郁，清热调经。用于肝郁化火，胸胁胀痛，烦闷急躁，颊赤口干，食欲不振或有潮热，以及妇女月经先期，经行不畅，乳房与少腹胀痛。

【用法与用量】

丸剂：口服。一次 6～9g，一日 2 次。

片剂：口服。一次 6～8 片，一日 2 次。

【注意事项】

1．少吃生冷及油腻难消化的食物。

2．服药期间要保持情绪乐观，切忌生气恼怒。

3．服药 1 周后，症状未见缓解，或症状加重者，应及时到医院就诊。

4．孕妇慎用。

5．对本品过敏者禁用，过敏体质者慎用。

【规格】

丸剂：每袋装 6g。

片剂：每片重 0.35g。

【贮藏】密闭，防潮。

5．虚热内扰证

安坤颗粒

【处方】牡丹皮、栀子、当归、白芍、墨旱莲、女贞子、白术、茯苓、益母草。

【功能与主治】滋阴清热，养血调经。用于阴虚血热所致的月经先期、月经量多、经期延长，症见月经期提前、经水量较多、行经天数延长、经色红质稀、腰膝酸软、五心烦热；放节育环后出血见上述证候者。

【用法与用量】开水冲服。一次 10g，一日 2 次。

【注意事项】

1．本品性寒凉，脾胃虚寒者忌用。

2．服药期间饮食宜清淡易消化，忌食辛辣刺激之品，以免助热动血。

3．本药寒凉之品较多，应当中病即止，不可过用、久用。

【规格】 每袋装10g。

【贮藏】 密封，置阴凉干燥处。

固经丸

【处方】 龟板（制）、白芍（炒）、黄柏（盐炒）、黄芩（酒炒）、椿皮（炒）、香附。

【功能与主治】 滋阴清热，固经止带。用于阴虚血热，月经先期，经血量多、色紫黑，赤白带下。

【用法与用量】 口服。一次6g，一日2次。

【注意事项】

1．本方清热养阴，脾胃虚寒者忌用。有瘀者不宜用，以防留瘀之弊。

2．服药期间饮食宜清淡，忌食辛辣、油腻之品。

3．孕妇服用，请向医师咨询。

【规格】 水丸，每100粒重6g。

【贮藏】 密封，防潮。

参茜固经颗粒

【处方】 党参、地黄、白术（麸炒）、白芍（麸炒）、女贞子（制）、墨旱莲、茜草、槐米、大蓟、小蓟、蒲黄、山楂。

【功能与主治】益气养阴，清热，活血止血。用于气阴两虚、热迫血行所致的月经失调，症见经行提前、经血量多有血块、经水淋漓不净、口干喜饮、体倦乏力、面色少华、脉细或弦细；功能性子宫出血、子宫肌瘤、放置宫内节育环后出血见上述证候者。

【用法与用量】温开水冲服。一次 50g，一日 2 次。经前 1 周开始服用。

【注意事项】

1．寒凝血瘀、血虚所致的月经不崩漏者忌用。

2．本品多为寒凉之品，脾胃虚寒者忌用。

3．服药期间饮食宜清淡，忌食辛辣、油腻之品。

4．外有表邪未解者忌服。

【规格】每袋装 25g。

【贮藏】密封，防潮。

葆宫止血颗粒

【处方】牡蛎（煅）、白芍、侧柏叶（炒炭）、地黄、金樱子、柴胡（醋制）、三七、仙鹤草、椿皮、大青叶。

【功能与主治】固经止血，滋阴清热。用于冲任不固、阴虚血热所致月经过多、经期延长，症见月经量多或经期延长，经色深红、质稠，或有小血块，腰膝酸软，咽干口燥，潮热心烦，舌红少津，苔少或无苔，脉细数；功能性子宫出血及上环后子宫出血见上述证候者。

【用法与用量】开水冲服。一次 1 袋，一日 2 次。月经来后开始服用，14 天为一个疗程，连续服用 2 个月经周期。

【规格】每袋装 15g。

【贮藏】密封。

【临床报道】经过 420 例多中心随机对照观察，葆宫止血颗粒对于月经延长型功血治疗有效率为 93.3%，对月经量多型功血治疗有效率为 90%[1]。将 160 例月经先期及月经过多患者分为治疗组及对照组，治疗组予葆宫止血颗粒，对照组用西医止血法，结果治疗组总有效率 93%，对照组总有效率 53%，差异有统计学意义（$P < 0.05$）[2]。

【参考文献】

[1] 李连达，王雷，陈立怀，等．葆宫止血颗粒治疗功能性子宫出血及上环后出血 [J]．中国处方药，2006，（4）：50-52.

[2] 唐浩志，孟凡丽，赵宏庆．葆宫止血颗粒治疗月经先期及月经过多临床观察 [J]．中国实用医药，2008，3（2）：91.

6. 瘀滞胞宫证

三七血伤宁胶囊

见本病"无排卵性功血常用中成药品种"瘀滞胞宫证。

少腹逐瘀丸（颗粒、胶囊）

见本病"无排卵性功血常用中成药品种"瘀滞胞宫证。

加味八珍益母膏

【处方】益母草、人参、茯苓、白术（炒）、甘草、熟地黄、当归、赤芍、川芎、桃仁（制）、红花、丹参、泽兰、炮姜、香附（制）。

【功能与主治】活血养血，补气调经。用于瘀血内阻、气血不足所致的月经不调、闭经、痛经、产后恶露不绝，症见月经期错后、经水量少、有血块或淋漓不净、经闭不行、行经腹痛、拒按、产后恶露不净。

【用法与用量】口服。一次 10 ~ 15g，一日 2 次。

【注意事项】

1．本药具养血活血，补气调经之功，故寒凝血瘀者不宜服用。

2．血热所致月经提前，月经过多者不宜服用。

3．因本方具有活血化瘀之品，孕妇忌用。

4．本方为膏剂，糖尿病患者慎用。

5．服药时忌食寒凉、油腻之品。

【规格】每瓶装（1）150g，（2）13g。

【贮藏】密封。

妇女痛经丸（颗粒）

【处方】延胡索（醋制）、五灵脂（醋炒）、蒲黄（炭）、丹参。

【功能与主治】活血调经止痛。用于气血凝滞所致的痛经、月经不调，症见经行不畅、有血块，或经量较多、经期腹痛、经水畅行后痛缓。

【用法与用量】

丸剂：口服。一次 50 粒，一日 2 次。

颗粒剂：开水冲服。一次 1 袋，一日 2 次。

【注意事项】

1．本品为活血通经之品，若兼气血亏虚，肝肾不足者不宜单独使用。

2．方中含有活血通经之品，有损胎气，孕妇忌用。

3．本品行气活血，易耗气，气虚体弱者慎用。

4．服药期间，忌食生冷食物，并宜调节情绪。

5．患有感冒者停用。

6．糖尿病患者慎用。

【规格】

丸剂：每10粒重1.8g。

颗粒剂：每袋装5g。

【贮藏】 密封，置干燥处。

得生丸

【处方】 益母草、柴胡、木香、川芎、当归、白芍。

【功能与主治】 养血化瘀，疏肝调经。用于气滞血瘀所致的月经不调、痛经，症见月经量少有血块、经行后期或前后不定、经行小腹胀痛，或有癥瘕痞块。

【用法与用量】 口服。一次1丸，一日2次。

【注意事项】

1．气血不足引起的月经不调、痛经，不宜使用。

2．本品含活血化瘀之品，孕妇慎用。

3．痛经为寒凝血瘀者不宜应用。

4．注意保持良好心情，避免情志刺激，以免加重病情。

【规格】 每丸重9g。

【贮藏】 密封。

茜芷胶囊

见本病"无排卵性功血常用中成药品种"瘀滞胞宫证。

田七痛经胶囊

【处方】三七、川芎、延胡索、五灵脂、蒲黄、木香、小茴香、冰片。

【功能与主治】活血止血，温经止痛。用于血瘀所致月经量多、痛经，症见经血量多有血块、血色紫黯、小腹冷痛喜热、拒按。

【用法与用量】口服。经期或经前5天，一次3~5粒，一日3次；经后可继续服用，一次3~5粒，一日2~3次。

【注意事项】

1．本品温经止痛，若阴虚火旺者忌用。

2．服药期间饮食宜清淡，忌食绿豆及辛辣刺激之品。

3．若经血过多，请医师诊治。

4．患有外感时，停止服用。

【规格】每粒装0.4g。

【贮藏】密闭，防潮。

附二

治疗功能失调性子宫出血的常用中成药简表

证型		药物名称	功能	主治病证	用法用量	备注
无排卵性功血	肾阴亏虚证	左归丸	滋肾补阴。	用于真阴不足，腰膝酸软，盗汗遗精，神疲口燥。	口服。一次9g，一日2次。	医保，药典
		六味地黄丸（颗粒、胶囊、口服液、软胶囊）	滋阴补肾。	用于肾阴亏损，头晕耳鸣，腰膝酸软，骨蒸潮热，盗汗遗精，消渴。	丸剂：口服。规格（1）大蜜丸，一次1丸，一日2次；规格（2）浓缩丸，一次8丸，一日3次；规格（3）水蜜丸，一次6g，一日2次；规格（4）、（5）、（6）小蜜丸，一次9g，一日2次。颗粒剂：开水冲服。一次5g，一日2次。胶囊：口服。规格（1）一次1粒，规格（2）一次2粒，一日2次。口服液：口服。一次10ml，一日2次；儿童酌减，或遵医嘱。软胶囊：口服。一次3粒，一日2次。	丸剂：药典，基药，医保颗粒：药典，基药，医保胶囊：药典，基药，医保口服液：药典，医保软胶囊：药典，医保
		知柏地黄丸（片）	滋阴降火。	用于阴虚火旺，潮热盗汗，口干咽痛，耳鸣遗精，小便短赤。	丸剂：口服。规格（1）大蜜丸，一次1丸，一日2次；规格（2）、（6）浓缩丸，一次8丸，一日3次；规格（3）、（5）水蜜丸，一次6g，一日2次；规格（4）小蜜丸，一次9g，一日2次。片剂：口服。一次6片，一日4次。	药典，基药，医保
		大补阴丸	滋阴降火。	用于阴虚火旺，潮热盗汗，咳嗽，咯血，耳鸣，遗精。	口服。水蜜丸一次6g，一日2～3次；大蜜丸一次1丸，一日2次。	药典，医保

证型		药物名称	功能	主治病证	用法用量	备注
无排卵性功血	肾阴亏虚证	河车大造丸（胶囊）	滋阴清热，补肾益肺。	用于肺肾两亏，虚劳咳嗽，骨蒸潮热，盗汗遗精，腰膝酸软。	丸剂：口服。水蜜丸一次6g，小蜜丸一次9g，大蜜丸一次1丸，一日2次。胶囊：口服。一次3粒，一日3次；或遵医嘱。	丸剂：药典
		二至丸	补益肝肾，滋阴止血。	用于肝肾阴虚，眩晕耳鸣，咽干鼻燥，腰膝酸痛，月经量多。	口服。大蜜丸一次9g，一日2次；浓缩丸一次20粒，一日1～2次。	药典，医保
		妇科止血灵	补肾敛阴，固冲止血。	用于肾阴不足所致的崩漏，症见行经先后无定期、经量多或淋漓不止、经色紫黑，伴头晕耳鸣、手足心热、腰膝酸软；功能性子宫出血见上述证候者。	口服。一次5片，一日3次。	
	肾阳亏虚证	右归丸	温补肾阳，填精止遗。	用于肾阳不足，命门火衰，腰膝酸冷，精神不振，怯寒畏冷，阳痿遗精，大便溏薄，尿频而清。	口服。小蜜丸一次9g，大蜜丸一次1丸，一日3次。	药典，医保
		金匮肾气丸（片）	温补肾阳，化气行水。	用于肾虚水肿，腰膝酸软，小便不利，畏寒肢冷。	丸剂：口服。规格（1）大蜜丸，一次1丸，规格（2）水蜜丸，一次4～5g（20～25粒），一日2次。片剂：口服。一次4片，一日2次。	丸剂：医保，基药 片剂：医保，基药
		肾宝合剂	温补肾阳，固精益气。	用于肾阳亏虚、精气不足所致的阳痿遗精、腰腿酸痛、精神不振、夜尿频多、畏寒怕冷、月经过多、白带清稀。	口服。一次10～20ml，一日3次。	药典

证型	药物名称	功能	主治病证	用法用量	备注
无排卵性功血	气不摄血证	补中益气丸（颗粒、口服液）	补中益气，升阳举陷。	用于脾胃虚弱、中气下陷所致的泄泻、脱肛、阴挺，症见体倦乏力、食少腹胀、便溏久泻、肛门下坠或脱肛、子宫脱垂。	丸剂：口服。规格（1）大蜜丸，一次1丸，一日2～3次；规格（2）浓缩丸，一次8～10丸，一日3次；规格（3）水丸，一次6g，一日2～3次。颗粒剂：口服。一次3g，一日2～3次。口服液：口服。一次10～15ml，一日2～3次。	丸剂：药典，基药，医保 颗粒剂：基药，医保 口服液：药典
		人参归脾丸	益气补血，健脾养心。	用于心脾两虚、气血不足所致的心悸，怔忡，失眠健忘，食少体倦，面色萎黄及脾不统血所致的便血，崩漏，带下。	口服。一次1丸，一日2次。	医保，药典
		归脾丸（合剂、颗粒、胶囊）	益气健脾，养血安神。	用于心脾两虚，气短心悸，失眠多梦，头昏头晕，肢倦乏力，食欲不振，崩漏便血。	丸剂：口服，用温开水或生姜汤送服。规格（1）大蜜丸，一次1丸，规格（2）浓缩丸，一次8～10丸，规格（3）水蜜丸，一次6g，规格（4）、（5）、（6）小蜜丸，一次9g，一日3次。合剂：口服。规格（1）、（2）一次10～20ml，一日3次，用时摇匀。颗粒剂：口服。一次1袋，一日3次。胶囊：口服。一次4粒，一日3次，4周为一疗程。	丸剂：药典，基药，医保 合剂：基药，药典，医保 颗粒剂：医保 胶囊：医保
		八珍丸（颗粒、胶囊）	补气益血。	用于气血两虚，面色萎黄，食欲不振，四肢乏力，月经过多。	丸剂：口服。规格（1）大蜜丸，一次1丸，一日2次；规格（2）、（4）浓缩丸，一次8丸，一日3次；规格（3）水蜜	丸剂：药典，基药，医保 颗粒剂：药典，基药，医保

证型		药物名称	功能	主治病证	用法用量	备注
无排卵性功血	气不摄血证				丸,一次6g,一日2次。颗粒剂:开水冲服。规格(1)、(2)一次1袋,一日2次。胶囊:口服。一次3粒,一日2次。	胶囊:基药,医保
		乌鸡白凤丸(片、胶囊)	补气养血,调经止带。	用于气血两虚,身体瘦弱,腰膝酸软,月经不调,崩漏带下。	丸剂:口服。规格(1)大蜜丸,一次1丸,一日2次;规格(2)水蜜丸,一次6g,一日2次;规格(3)小蜜丸,一次9g,一日2次;规格(4)浓缩丸,一次9g,一日1次;或将药丸加适量开水溶后服。片剂:口服。一次2片,一日2次。胶囊:口服。一次2~3粒,一日3次。	丸剂:基药,药典,医保 片剂:药典,基药,医保 胶囊:基药,医保
		同仁乌鸡白凤口服液(丸)	益气养血,滋阴清热。	用于气血两虚、阴虚有热所致的月经失调、崩漏、带下病,症见经行错后或提前、经水量多、淋沥不净、带下量多、黄白相兼、腰膝酸软、虚热盗汗。	口服液:口服。一次10ml,一日2次;或遵医嘱。丸剂:温黄酒或温水送服。水蜜丸,一次6g,大蜜丸,一次1丸,一日2次。	口服液:药典 丸剂:药典
	血热内扰证	裸花紫珠片	清热解毒,收敛止血。	用于血热毒盛所致的鼻衄,咯血,吐血,崩漏下血;呼吸道、消化道出血,子宫功能性出血,人流后出血见上述证候者及细菌感染性炎症。	口服。一次3~5片,一日3~4次。	医保

续表

证型	药物名称	功能	主治病证	用法用量	备注
无排卵性功血	血热内扰证				
		止血宝胶囊	凉血止血，祛瘀消肿。	用于血热妄行所致的鼻出血，吐血，尿血，便血，崩漏下血。	口服。一次2～4粒，一日2～3次。	药典
		四红丹	清热止血。	用于血热所致的吐血、衄血、便血、崩漏下血。	口服。一次1丸，一日2次。	药典
		荷叶丸	凉血止血。	用于血热所致的咯血，衄血，尿血，便血，崩漏。	口服 一次1丸，一日2～3次。	药典，医保
		宫血宁胶囊	凉血止血，清热除湿，化瘀止痛。	用于崩漏下血，月经过多，产后或流产后宫缩不良出血及子宫功能性出血属血热妄行者，以及慢性盆腔炎之湿热瘀结证所致少腹痛、腰骶痛、带下增多。	月经过多或子宫出血期：口服。一次1～2粒，一日3次，血止停服。慢性盆腔炎：口服。一次2粒，一日3次，*4周为一疗程。	药典，医保
		断血流片（胶囊、颗粒）	凉血止血。	用于血热妄行所致的月经过多、崩漏、吐血、衄血、咯血、尿血、便血，血色鲜红或紫红；功能失调性子宫出血、子宫肌瘤出血及多种出血症、单纯性紫癜、原发性血小板减少性紫癜见上述证候者。	片剂：口服。一次3～6片，一日3次。胶囊：口服。一次3～6粒，一日3次。颗粒剂：开水冲服。一次1袋，一日3次。	片剂：药典，医保 胶囊：药典，医保 颗粒剂：药典，医保

证型	药物名称	功能	主治病证	用法用量	备注
无排卵性功血	三七片（胶囊）	散瘀止血，消肿止痛。	用于咯血，吐血，衄血，便血，崩漏，外伤出血，胸腹刺痛，跌扑肿痛。	片剂：口服。小片一次4~12片，大片一次2~6片，一日3次。胶囊：口服。一次8粒，一日2次。	片剂：药典，医保 胶囊：医保
	三七血伤宁胶囊	止血镇痛，祛瘀生新。	用于瘀血阻滞、血不归经所致的咯血、吐血，月经过多，痛经，闭经，外伤出血、痔疮出血；胃及十二指肠溃疡出血，支气管扩张出血，肺结核咯血、功能性子宫出血。	温开水送服。一次1粒（重症者2粒），一日3次，每隔4小时服一次，初服者若无副作用，可如法连服多次；小儿2岁~5岁一次服1/10粒，5岁以上每次服1/5粒；跌打损伤较重者，可先用黄酒送服保险子1粒；瘀血肿痛者，用酒调和药粉，外擦患处。	药典，医保
	瘀滞胞宫证 少腹逐瘀丸（颗粒、胶囊）	温经活血，散寒止痛。	用于寒凝血瘀所致的月经后期、痛经、产后腹痛，症见行经错后，行经小腹冷痛，经血紫黯、有血块，产后小腹疼痛喜热、拒按。	丸剂：温黄酒或温开水送服。一次1丸，一日2~3次。颗粒剂：规格（1）开水冲服。一次1.6g，一日2~3次；规格（2）用温黄酒或温开水送服。一次5g，一日3次；或遵医嘱。胶囊：温开水送服。一次3粒，一日3次；或遵医嘱。	丸剂：药典，医保，基药 颗粒剂：药典，医保，基药 胶囊：医保，基药
	茜芷胶囊	活血止血，祛瘀生新，消肿止痛。	用于气滞血瘀所致的子宫出血过多，时间延长，淋漓不止，小腹疼痛；药物流产后子宫出血量多见上述证候者。	饭后温开水送服。一次5粒，一日3次，连服9天为一个疗程；或遵医嘱。	基药，医保

续表

证型		药物名称	功能	主治病证	用法用量	备注
排卵性功血	气不摄血证	人参归脾丸	见53页	同前	同前	同前
		归脾丸（合剂、颗粒、胶囊）	见53页	同前	同前	同前
		八珍丸（颗粒、胶囊）	见53页	同前	同前	同前
		宫血停颗粒	益气活血，固涩止血。	用于气虚血瘀所致月经量多、崩漏，症见经水量多、过期不止或淋漓日久、有血块、经行小腹隐痛伴神疲乏力。	开水冲服。一次20g，一日3次。	药典
		当归丸（复方当归丸）	益气养血，调经止痛。	用于气血两虚所致的月经先期、月经量多、痛经，症见月经提前、经水量多、肢体乏力、行经腹痛。	口服。一次1丸，一日2次。	药典
	肾气亏虚证	苁蓉益肾颗粒	补肾填精。	用于肾气不足，腰膝酸软，记忆减退，头晕耳鸣，四肢无力。	开水冲服。一次2g，一日2次。	医保
	血热内扰证	裸花紫珠片	见54页	同前	同前	同前
		宫血宁胶囊	见55页	同前	同前	同前
		荷叶丸	见55页	同前	同前	同前
		止血宝胶囊	见55页	同前	同前	同前

证型		药物名称	功能	主治病证	用法用量	备注
排卵性功血	血热内扰证	断血流片（胶囊、颗粒）	见55页	同前	同前	同前
		四红丹	见55页	同前	同前	同前
	肝郁血热证	加味逍遥丸(口服液)	疏肝清热，健脾养血。	用于肝郁血虚，肝脾不和，两胁胀痛，头晕目眩，倦怠食少，月经不调，脐腹胀痛；更年期综合征见上述证候者。	丸剂：口服。一次6g，一日2次。口服液：口服。一次10ml，一日2次。	丸剂：药典，医保口服液：药典
		丹栀逍遥丸（片）	疏肝解郁，清热调经。	用于肝郁化火，胸胁胀痛，烦闷急躁，颊赤口干，食欲不振或有潮热，以及妇女月经先期，经行不畅，乳房与少腹胀痛。	丸剂：口服。一次6~9g，一日2次。片剂：口服。一次6~8片，一日2次。	丸剂：基药，医保片剂：医保
	虚热内扰证	安坤颗粒	滋阴清热，养血调经。	用于阴虚血热所致的月经先期、月经量多、经期延长，症见月经期提前、经水量较多、行经天数延长、经色红质稀、腰膝酸软、五心烦热；放节育环后出血见上述证候者。	开水冲服。一次10g，一日2次。	医保，药典
		固经丸	滋阴清热，固经止带。	用于阴虚血热，月经先期，经血量多、色紫黑，赤白带下。	口服。一次6g，一日2次。	药典，医保

续表

证型		药物名称	功能	主治病证	用法用量	备注
排卵性功血	虚热内扰证	参茜固经颗粒	益气养阴，清热，活血止血。	用于气阴两虚、热迫血行所致的月经失调，症见经行提前、经血量多有血块、经水淋漓不净、口干喜饮、体倦乏力、面色少华、脉细或弦细；功能性子宫出血、子宫肌瘤、放置宫内节育环后出血见上述证候者。	温开水冲服。一次50g，一日2次。经前1周开始服用。	药典
		葆宫止血颗粒	固经止血，滋阴清热。	用于冲任不固、阴虚血热所致月经过多、经期延长，症见月经量多或经期延长，经色深红、质稠、或有小血块，腰膝酸软，咽干口燥，潮热心烦，舌红少津，苔少或无苔，脉细数；功能性子宫出血及上环后子宫出血见上述证候者。	开水冲服。一次1袋，一日2次。月经来后开始服用，14天为一个疗程，连续服用2个月经周期。	医保，基药
	瘀滞胞宫证	三七血伤宁胶囊	见56页	同前	同前	同前
		少腹逐瘀丸（颗粒、胶囊）	见56页	同前	同前	同前

证型		药物名称	功能	主治病证	用法用量	备注
排卵性功血	瘀滞胞宫证	加味八珍益母膏	活血养血,补气调经。	用于瘀血内阻、气血不足所致的月经不调、闭经、痛经、产后恶露不绝,症见月经期错后、经水量少、有血块或淋漓不净、经闭不行、行经腹痛、拒按、产后恶露不净。	口服。一次 10~15g,一日 2 次。	药典
		妇女痛经丸(颗粒)	活血调经止痛。	用于气血凝滞所致的痛经、月经不调,症见经行不畅、有血块,或经量较多、经期腹痛、经水畅行后痛缓。	丸剂:口服。一次 50 粒,一日 2 次。颗粒剂:开水冲服。一次 1 袋,一日 2 次。	丸剂:药典,医保颗粒剂:医保
		得生丸	养血化瘀,疏肝调经。	用于气滞血瘀所致的月经不调、痛经,症见月经量少有血块、经行后期或前后不定、经行小腹胀痛,或有癥瘕痞块。	口服。一次 1 丸,一日 2 次。	药典,医保
		茜芷胶囊	见 56 页	同前	同前	同前
		田七痛经胶囊	活血止血,温经止痛。	用于血瘀所致月经量多、痛经,症见经血量多有血块、血色紫黯、小腹冷痛喜热、拒按。	口服。经期或经前 5 天,一次 3~5 粒,一日 3 次;经后可继续服用,一次 3~5 粒,一日 2~3 次。	药典,医保

绝经综合征

绝经综合征（menopausal sydrome）是妇女在绝经前后出现性激素波动或减少所致的一系列躯体及精神心理症状。

绝经综合征临床常见症状如下：

月经紊乱：由于无排卵，表现为月经周期不规则，经期持续时间长及经量增多或减少。

血管舒缩症状：反复出现短暂的面部和颈部及胸部皮肤阵阵发红，伴有烘热，继之汗出。一般持续 1 ～ 3min，轻者每日发作数次，重者 10 余次或更多，夜间或应激状态易促发。

自主神经失调症状：心悸、眩晕、头痛、失眠、耳鸣等。

精神神经症状：注意力不易集中，情绪波动大，激动易怒，焦虑不安或情绪低落、抑郁、不能自我控制，记忆力减退等。

泌尿生殖道症状：阴道干涩，性交困难及反复阴道感染，排尿困难、尿痛、尿急等反复发生的尿路感染。

此外，还有骨质疏松、阿尔茨海默病、心血管病变等表现。

现代医学在治疗上主要是对症治疗和激素疗法，缓解近期症状，并能较有效地预防骨质疏松、动脉硬化等老年性疾病，但激素疗法有一定副作用。

中医称本病为绝经前后诸证、经断前后诸证，主要由肾、肝、心、脾等多脏腑功能失调所导致的一系列病理变化。

一、中医病因病机分析及常见证型

绝经前后，肾气渐衰，天癸将竭，冲任二脉逐渐亏虚，精血不足，脏腑失于濡养，易引起机体阴阳失于平衡，从而导致本病的发生，因此肾虚是本病致病的根本。绝经前后肾气渐衰，天癸渐竭是这一时期的特殊生理现象，而一些妇女通过脏腑间的相互调节，能顺利度过这一时期；若妇女体质较弱，或受素体状况、社会环境、心理因素等的影响，使脏腑功能失于调节，导致肾、肝、心、脾等多脏腑间的病理改变，从而出现本病复杂多样的临床表现。

临床常见证型可分为肝肾阴虚证、肾虚肝郁证、心肾不交证、肾阴阳两虚证等 4 个证型。

二、辨证选择中成药

1. 肝肾阴虚证

【临床表现】绝经前后，月经紊乱，月经提前，量或多或少，经色鲜红，烘热汗出，眩晕耳鸣，目涩，五心烦热，口燥咽干，失眠多梦，健忘，腰膝酸痛，阴部干涩，或皮肤干燥，瘙痒，感觉异常，溲黄便秘，舌红少苔，脉细数。

【辨证要点】月经提前，量或多或少，经色鲜红，五心烦热，口燥咽干，皮肤干燥，溲黄便秘。

【病机简析】素体阴血不足或肾阴亏耗，经断前后，肾气渐衰，肾精渐耗，精血更显不足，冲任失调，致月经紊乱；阴虚血热，则月经提前，量多，经色鲜红；精血不足，则月经量少；肾阴虚，阴不维阳，虚阳上越，故烘热汗出，五心烦热；肾虚精亏，髓海失养，或阴虚阳亢，故眩晕耳鸣，目涩，失眠多梦，健忘；肾虚，则腰膝酸痛；精血不足，阴户失养，故阴部干涩；肌肤失养，故皮肤干燥，瘙痒，感觉异常；阴虚内热，故口燥咽干，溲黄便秘。舌脉为肝肾阴亏之征。

【治法】滋养肝肾，育阴潜阳。

【辨证选药】可选用安坤颗粒，安神宝颗粒，坤宝丸，百合更年安颗粒，更年安片（胶囊），六味地黄丸（颗粒、胶囊、口服液、软胶囊），知柏地黄丸（片），杞菊地黄丸（胶囊、片、口服液）。

此类中成药多由熟地黄、山萸肉、制首乌、枸杞子、女贞子、百合等药物组成，可发挥良好的滋养肝肾，育阴潜阳的作用。

2. 肾虚肝郁证

【临床表现】绝经前后，月经紊乱，烘热汗出，精神抑郁，胸闷叹息，烦躁易怒，睡眠不安，大便时干时溏，舌红苔薄白或薄黄，脉沉弦或细弦。

【辨证要点】月经紊乱，烘热汗出，精神抑郁，胸闷叹息，烦躁易怒，睡眠不安，大便时干时溏。

【病机简析】绝经前后，肾精亏虚，冲任不调，故月经紊乱；阴虚内热，虚阳上越，则烘热汗出；肾精不足，水不涵木，木失调达，肝气郁结不舒，故精神抑郁，胸闷叹息，或烦躁易怒，睡眠不安；肝郁克土，脾失健运，则大便时干时溏。舌脉为肾虚肝郁之征。

【治法】滋肾养阴，疏肝解郁。

【辨证选药】可选用安乐片、更年宁、六味地黄丸（颗粒、胶囊、口服液、软胶囊）合用逍遥丸（颗粒）或加味逍遥丸（口服液）或丹栀逍遥丸（片）。

此类中成药多由地黄、制首乌、枸杞子、女贞子、柴胡、芍药等药物组成，可发挥良好的滋肾养阴，疏肝解郁的作用。

3. 心肾不交证

【临床表现】 绝经前后，月经紊乱，烘热汗出，心悸怔忡，心烦不宁，失眠健忘，多梦易惊，腰膝疲软，精神涣散，思维迟缓，舌红少苔，脉细或细数。

【辨证要点】 月经紊乱，烘热汗出，心悸怔忡，失眠健忘，多梦易惊。

【病机简析】 绝经前后，肾精亏虚，水不济火，心肾不交，心火亢盛，故心悸怔忡，心烦不宁，失眠健忘，多梦易惊；肾气虚弱，而致心气不足，故精神涣散，思维迟缓。舌脉为心肾不交之征。

【治法】 滋阴降火，补肾宁心。

【辨证选药】 可选用更年宁心胶囊、坤泰胶囊、天王补心丸（片、液）。

此类中成药多由阿胶、地黄、丹参、茯苓、黄芩、黄连等药物组成，可发挥良好的滋阴降火，补肾宁心，交通心肾的作用。

4. 肾阴阳两虚证

【临床表现】 绝经前后，月经紊乱，经色黯或者淡红，时而烘热，时而畏寒，自汗盗汗，头晕耳鸣，失眠健忘，腰背冷痛，足跟痛，浮肿便溏，小便频数，舌淡苔白，脉沉细弱。

【辨证要点】 月经紊乱，经色黯或者淡红，时而烘热，时而畏寒，自汗盗汗。

【病机简析】 绝经前后，天癸渐竭，肾气渐亏，肾精不足，或阴损及阳，或阳损及阴，而致阴阳俱虚，阳虚血失温化，故经色黯或淡红；阴虚内热，阴不守阳，虚阳上扰，故烘热；阳虚失于温煦，故畏寒；气虚卫表不固，则见自汗，盗汗；肾精亏虚，髓海不足，故见眩晕耳鸣，失眠健忘；腰为肾之外府，肾阳虚则腰背冷痛；肾在体为骨，肾虚故足跟痛；肾阳虚，蒸腾气化失司，水湿内停，泛溢肌肤则浮肿便溏；阳气不足，膀胱气化失常，故小便频数。舌脉为肾阴阳两虚之征。

【治法】滋肾补肾。

【辨证选药】可选用妇宁康片、金匮肾气丸（片）、健脑灵片、更年乐片。

此类中成药多由熟地黄、山萸肉、山药、制首乌、枸杞子、肉桂、附子等药物组成，可发挥良好的滋肾阴、温肾阳的作用。

三、用药注意

临床选药必须以辨证论治的思想为指导，针对不同证型，选择与其相对证的药物，才能收到较为满意的疗效。激素疗法要严格掌握其适应症和禁忌症，全面权衡利弊，在医师指导下个体化应用，一般从绝经早期开始，尽量短期使用。另外更年期女性应定期进行体格检查、妇科检查、防癌筛查、内分泌学检查。如正在服用其他药品，应当告知医师或药师。药品贮藏宜得当，存于阴凉干燥处，药品性状发生改变时禁止服用。药品必须妥善保管，放在儿童不能接触的地方，以防发生意外。对于具体药品的饮食禁忌、配伍禁忌、妊娠禁忌、证候禁忌、病证禁忌、特殊体质禁忌、特殊人群禁忌等，各药品具体内容中均有详细介绍，用药前务必仔细阅读。

附一

常用治疗绝经综合征的中成药药品介绍

（一）肝肾阴虚证常用中成药品种

安坤颗粒

【处方】牡丹皮、栀子、当归、白芍、墨旱莲、女贞子、白术、茯苓、益母草。

【功能与主治】滋阴清热，养血调经。用于阴虚血热所致的月经先期、月经量多、经期延长，症见月经期提前、经水量较多、行经天数延长、经色红质稀、腰膝酸软、五心烦热；放节育环后出血见上述证候者。

【用法与用量】开水冲服。一次10g，一日2次。

【注意事项】

1．本品性寒凉，脾胃虚寒者忌用。

2．服药期间饮食宜清淡、易消化，忌食辛辣刺激之品，以免助热动血。

3．本药寒凉之品较多，应当中病即止，不可过用、久用。

【规格】每袋装10g。

【贮藏】密封，置阴凉干燥处。

安神宝颗粒

【处方】酸枣仁、枸杞子、合欢花。

【功能与主治】补肾益精，养心安神。用于更年期综合征肾中阴精不足见失眠健忘，眩晕耳鸣，腰膝酸软等症。

【用法与用量】口服。一次 1 ~ 2 袋，一日 3 次。

【禁忌】外感发热患者忌服。

【注意事项】

1．该药品宜餐后服。

2．服本药 1 周后症状未见改善，或症状加重者，应立即停药并去医院就诊。

3．对本品过敏者禁用，过敏体质者慎用。

4．本品性状发生改变时禁止使用。

5．儿童必须在成人监护下使用。

6．请将本品放在儿童不能接触的地方。

7．如正在使用其他药品，使用本品前请咨询医师或药师。

【规格】每袋装 14g。

【贮藏】密封。

坤宝丸

【处方】何首乌（黑豆酒炙）、地黄、枸杞子、女贞子（酒炙）、墨旱莲、龟板、覆盆子、菟丝子、南沙参、麦冬、石斛、当归、白芍、鸡血藤、赤芍、地骨皮、白薇、知母、黄芩、桑叶、菊花、珍珠母、酸枣仁（炒）。

【功能与主治】滋补肝肾，养血通络。用于肝肾阴虚所致绝经前后诸证，症见烘热汗出、心烦易怒、少寐健忘、头晕耳鸣、口渴咽干、四肢酸楚；更年期综合征见上述证候者。

【用法与用量】口服。一次 50 粒，一日 2 次，连续服用 2 个月；或遵医嘱。

【注意事项】

1．本品多为滋阴药物，脾肾阳虚者忌用。

2．服用本品期间，感受外邪者停用。

3．服药期间，饮食忌辛辣之品，以免助热伤阴。

【规格】 每100粒重10g。

【贮藏】 密封。

百合更年安颗粒

【处方】 百合、枸杞子、阿胶、南沙参、牡蛎、钩藤、莲子心、远志、浮小麦、陈皮。

【功能与主治】 滋养肝肾，宁心安神。用于更年期综合征属阴虚肝旺证，症见烘热汗出，头晕耳鸣，失眠多梦，五心烦热，腰背酸痛，大便干燥，心烦易怒，舌红少苔，脉弦细或弦细数。

【用法与用量】 开水冲服。一次12g，一日3次。

【注意事项】

1．忌食辛辣，少进油腻。

2．感冒发热患者不宜服用。

3．有高血压、心脏病、肝病、糖尿病、肾病等慢性病严重者应在医师指导下服用。

4．伴有月经紊乱者，应在医师指导下服用。

5．眩晕症状较重者，应及时去医院就诊。

6．服药2周症状无缓解，应去医院就诊。

7．对本品过敏者禁用，过敏体质者慎用。

8．本品性状发生改变时禁止使用。

9．请将本品放在儿童不能接触的地方。

10．如正在使用其他药品，使用本品前请咨询医师或药师。

【规格】 每袋装 12g。

【贮藏】 密封。

更年安片（胶囊）

【处方】 地黄、泽泻、麦冬、熟地黄、玄参、茯苓、仙茅、磁石、牡丹皮、珍珠母、五味子、首乌藤、制何首乌、浮小麦、钩藤。

【功能与主治】 滋阴清热，除烦安神。用于肾阴虚所致的绝经前后诸证，症见烦热出汗、眩晕耳鸣、手足心热、烦躁不安；更年期综合征见上述证候者。

【用法与用量】

片剂：口服。规格（1）、（2）一次6片，一日2～3次。

胶囊：口服。一次3粒，一日3次。

【注意事项】

1．本品滋阴清热，若脾肾阳虚者忌用。

2．服用本品期间，感受外邪者停用。

3．服药期间饮食应忌辛辣之品，以免助热伤阴。

4．糖尿病患者慎用。

【规格】

片剂：（1）薄膜衣片，每片重 0.31g；（2）糖衣片，片芯重 0.3g。

胶囊：每粒装 0.3g。

【贮藏】 密封。

六味地黄丸（颗粒、胶囊、口服液、软胶囊）

【处方】熟地黄、酒萸肉、牡丹皮、山药、茯苓、泽泻。

【功能与主治】滋阴补肾。用于肾阴亏损，头晕耳鸣，腰膝酸软，骨蒸潮热，盗汗遗精，消渴。

【用法用量】

丸剂：口服。规格（1）大蜜丸，一次1丸，一日2次；规格（2）浓缩丸，一次8丸，一日3次；规格（3）水蜜丸，一次6g，一日2次；规格（4）、（5）、（6）小蜜丸，一次9g，一日2次。

颗粒剂：开水冲服。一次5g，一日2次。

胶囊：口服。规格（1）一次1粒，规格（2）一次2粒，一日2次。

口服液：口服。一次10ml，一日2次；儿童酌减，或遵医嘱。

软胶囊：口服。一次3粒，一日2次。

【注意事项】

1．感冒者慎用，以免表邪不解。

2．本品药性滋腻，有碍消化，凡脾虚、气滞、食少纳呆者慎用。

3．本品为阴虚证所设，体实及阳虚者忌服。

4．服药期间饮食清淡，忌食辛辣、油腻之品。

【规格】

丸剂：（1）每丸重9g，（2）每8丸重1.44g（每8丸相当于饮片3g），（3）每袋装6g，（4）每袋装9g，（5）每瓶装60g，（6）每瓶装120g。

颗粒剂：每袋装5g。

胶囊：每粒装（1）0.3g，（2）0.5g。

口服液：每支装 10ml。

软胶囊：每粒装 0.38g。

【贮藏】密封，置阴凉干燥处。

【药理毒理】本品有降血糖、降血脂、抗肿瘤、增强机体非特异抵抗力等作用。

· **降血糖作用** 六味地黄丸能够显著降低 OLETF 大鼠血糖升高程度，延缓高血糖的出现，显著降低血浆胰岛素[1]；并能明显降低血糖，有效控制体重，改善胰岛素抵抗[2]。

· **降血脂作用** 六味地黄丸能提高 NO 水平，氧化低密度脂蛋白，从而调节高脂血症大鼠脂质代谢紊乱[3]。

· **抗肿瘤作用** 本方能提高肿瘤细胞 Cx 表达及 GJIC，提示六味地黄丸对肿瘤自杀基因治疗的增效作用与"缝隙连接机制"有关[4]。

· **增强机体非特异抵抗力作用** 本方口服能改善快速衰老模型小鼠、慢性悬吊应激及氢化可的松处理小鼠的学习记忆能力[5, 6]。本方可拮抗烫伤大鼠腹腔巨噬细胞吞噬活性、脾脏淋巴细胞转化增殖、IL-2 分泌、NK 细胞活性、RBC-C3bR 花环形成率和 RBC-IC 花环形成率受抑的作用，并能拮抗烫伤引起的促进腹腔巨噬细胞分泌 TNF、增加血清 IL-6 水平的作用[7]。另有研究发现，本方汤剂能抑制糖皮质激素诱导的胸腺淋巴细胞凋亡[8]，有拮抗糖皮质激素，诱导脾 T 淋巴细胞凋亡的作用[9]。

【参考文献】

[1] 钱毅，薛耀明，李佳，等. 六味地黄丸对 OLETF 鼠胰岛素抵抗的影响 [J]. 广东医学，2008，29（3）：371.

[2] 金智生，杨世勤，潘宇清，等．六味地黄丸对实验性糖尿病大鼠胰岛素敏感性影响 [J]．甘肃中医学院报，2008，25（1）：9．

[3] 严璐佳，陈敏，陈晨，等．六味地黄丸对高脂模型大鼠血脂和主动脉的影响 [J]．福建中医药大学学报，2012，22（5）：56-57．

[4] 杜标炎，郭玉荣，易华，等．六味地黄丸含药血清对自杀基因治疗黑色素瘤增效作用的缝隙连接机制初探 [J]．中国中西医结合杂志，2013，33（5）：651-658．

[5] 张永祥．六味地黄汤现代药理学及化学的初步研究 [J]．基础医学与临床，2000，20（5）：399．

[6] 张大禄，范丙义．六味地黄方抗衰老作用研究 [J]．中医药信息，2001，18（6）：19．

[7] 徐瑶，卞国武，吴敏毓，等．六味地黄汤对大鼠烫伤后免疫功能的影响 [J]．中国实验方剂学杂志，2000，6（2）：31．

[8] 杜标炎，徐勤，吴绍锋，等．六味地黄汤对糖皮质激素肾阴虚模型免疫器官淋巴细胞凋亡的抑制作用 [I][J]．广州中医药大学学报，2000，17（3）：204．

[9] 徐勤，杜标炎，罗慧，等．六味地黄汤对糖皮质激素肾阴虚模型免疫器官淋巴细胞凋亡的抑制作用 [II][J]．广州中医药大学学报，2000，17（3）：207．

知柏地黄丸（片）

【处方】知母、黄柏、熟地黄、山茱萸（制）、牡丹皮、山药、茯苓、泽泻。

【功能与主治】滋阴降火。用于阴虚火旺，潮热盗汗，口干咽痛，耳鸣遗精，小便短赤。

【用法与用量】

丸剂：口服。规格（1）大蜜丸，一次1丸，一日2次；规格（2）、（6）浓缩丸，一次8丸，一日3次；规格（3）、（5）水蜜丸，一次6g，一日2次；规格（4）小蜜丸，一次9g，一日2次。

片剂：口服。一次6片，一日4次。

【注意事项】

1．本品为阴虚火旺证而设，气虚发热及实热者忌服。

2．感冒者慎用，以免表邪不解。

3．本品药性滋腻而寒凉，凡脾虚便溏、气滞中满者不宜使用。

4．服药期间饮食宜选清淡易消化之品，忌食辛辣、油腻之品。

【规格】

丸剂：（1）每丸重9g，（2）每10丸重1.7g，（3）每袋装6g，（4）每袋装9g，（5）每瓶装60g，（6）每8丸相当于原生药3g。

片剂：每瓶装100片。

【贮藏】密封。

杞菊地黄丸（胶囊、片、口服液）

【处方】枸杞子、菊花、熟地黄、酒萸肉、牡丹皮、山药、茯苓、泽泻。

【功能与主治】滋肾养肝。用于肝肾阴亏，眩晕耳鸣，羞明畏光，迎风流泪，视物昏花。

【用法与用量】

丸剂：口服。规格（1）大蜜丸，一次1丸，一日2次；规格（2）浓缩丸，一次 8 丸，一日 3 次；规格（3）水蜜丸，一次 6g，一日 2 次；规格（4）、（6）小蜜丸，一次 9g，一日 2 次；规格（5）小蜜丸，一次 6g，一日 2 次。

胶囊：口服。一次 5～6 粒，一日 3 次。

片剂：口服。一次 3～4 片，一日 3 次。

口服液：口服。一次 10ml，一日 2 次。

【注意事项】

1．实火亢盛所致的头晕、耳鸣者慎用。

2．服药期间忌酸冷食物。

3．平素脾虚便溏者慎用。

【规格】

丸剂：（1）每丸重 9g，（2）每 8 丸相当于原药材 3g，（3）每袋装 6g，（4）每袋装 9g，（5）每瓶装 60g，（6）每瓶装 120g。

胶囊：每粒装 0.3g。

片剂：片芯重 0.3g。

口服液：每支装 10ml。

【贮藏】 密封。

（二）肾虚肝郁证常用中成药品种

安乐片

【处方】 柴胡、当归、川芎、茯苓、钩藤、首乌藤、白术、甘草。

【功能与主治】 疏肝解郁，安神。用于精神抑郁，失眠，胸闷不适，纳少神疲，对更年期综合征者亦可使用。

【用法与用量】 口服。一次 4～6 片，一日 3 次。

【注意事项】

1. 少吃生冷及油腻难消化的食品。

2. 服药期间要保持情绪乐观，切忌生气恼怒。

3. 孕妇慎用。

4. 火郁证者不适用，主要表现为口苦咽干、面色红赤、心中烦热、胁胀不眠、大便秘结。

5. 有高血压、心脏病、肝病、糖尿病、肾病等慢性病严重者应在医师指导下服用。

6. 服药3天症状无缓解者，应去医院就诊。

7. 儿童、年老体弱者应在医师指导下服用。

8. 对本品过敏者禁用，过敏体质者慎用。

9. 本品性状发生改变时禁止使用。

10. 儿童必须在成人监护下使用。

11. 请将本品放在儿童不能接触的地方。

12. 如正在使用其他药品，使用本品前请咨询医师或药师。

【规格】 每片重0.35g。

【贮藏】 密封。

更年宁

【处方】 柴胡、黄芩、白芍、墨旱莲、人参、党参、郁金、香附、当归、薄荷、川芎、玄参、茯苓、法半夏、石菖蒲、牡丹皮、陈皮、干姜、白术、丹参、王不留行、女贞子。

【功能与主治】 疏肝解郁，益气养血，健脾安神。用于绝经前后引起的心悸气短，烦燥易怒，眩晕失眠，阵热汗出，胸乳胀痛，月经紊乱。

【用法与用量】口服。水蜜丸一次 4 ~ 8g，大蜜丸一次 1 ~ 2丸，一日2 ~ 3次。

【注意事项】

1．忌食辛辣，少进油腻。

2．服本药时不宜同时服用藜芦、五灵脂、皂荚或其制剂；不宜喝茶和吃萝卜，以免影响药效。

3．月经紊乱者，应在医师指导下服药。

4．心悸气短症状明显者，应去医院诊治。

5．服药4周症状无改善者，应到医院诊治。

6．按用法用量服用，长期服用者应向医师咨询。

7．感冒时不宜服用本药。

8．对本品过敏者禁用，过敏体质者慎用。

9．本品性状发生改变时禁止使用。

10．请将本品放在儿童不能接触的地方。

11．如正在使用其他药品，使用本品前请咨询医师或药师。

【规格】水蜜丸，每10丸重1g；大蜜丸，每丸重6g。

【贮藏】密封。

六味地黄丸（颗粒、胶囊、口服液、软胶囊）

见本病"肝肾阴虚证常用中成药品种"。

逍遥丸（颗粒）

【处方】柴胡、当归、白芍、炒白术、茯苓、炙甘草、薄荷、生姜。

【功能与主治】疏肝健脾，养血调经。用于肝郁脾虚所致的郁闷不舒，胸胁胀痛，头晕目眩，食欲减退，月经不调。

【用法与用量】

丸剂：口服。规格（1）大蜜丸，一次1丸，一日2次；规格（2）、（3）水丸，一次6～9g，一日1～2次；规格（4）浓缩丸，一次8丸，一日3次。

颗粒剂：开水冲服。规格（1）、（2）、（3）、（4）一次1袋，一日2次。

【注意事项】

1．凡肝肾阴虚所致的胁肋胀痛、咽干口燥、舌红少津者慎用。

2．忌辛辣、生冷食物，饮食宜清淡。

【规格】

丸剂：（1）每丸重9g，（2）每袋装6g，（3）每袋装9g，（4）每8丸相当于原生药3g。

颗粒剂：每袋装（1）4g，（2）5g，（3）6g，（4）15g。

【贮藏】 密封。

加味逍遥丸（口服液）

【处方】 柴胡、当归、白芍、白术（麸炒）、茯苓、甘草、牡丹皮、栀子（姜炙）、薄荷。

【功能与主治】

疏肝清热，健脾养血。用于肝郁血虚，肝脾不和，两胁胀痛，头晕目眩，倦怠食少，月经不调，脐腹胀痛；更年期综合征见上述证候者。

【用法与用量】

丸剂：口服。一次6g，一日2次。

口服液：口服。一次10ml，一日2次。

【注意事项】

1．本品用于肝郁血虚有热之证，脾胃虚寒，脘腹冷痛，大便溏薄者禁用。

2．服药期间饮食宜用清淡易消化之品，忌食生冷、油腻，以免伤脾生湿。

3．服药期间注意调节情志，切忌气恼劳碌。

【规格】

丸剂：每100丸重6g。

口服液：每支装10ml。

【贮藏】密闭，防潮。

丹栀逍遥丸（片）

【处方】牡丹皮、栀子（炒焦）、柴胡（酒制）、白芍（酒炒）、当归、茯苓、白术（土炒）、薄荷、甘草（蜜炙）。

【功能与主治】疏肝解郁，清热调经。用于肝郁化火，胸胁胀痛，烦闷急躁，颊赤口干，食欲不振或有潮热，以及妇女月经先期，经行不畅，乳房与少腹胀痛。

【用法与用量】

丸剂：口服。一次6～9g，一日2次。

片剂：口服。一次6～8片，一日2次。

【注意事项】

1．少吃生冷及油腻难消化的食品。

2．服药期间要保持情绪乐观，切忌生气恼怒。

3．服药1周后，症状未见缓解，或症状加重者，应及时到医院就诊。

4．孕妇慎用。

5．对本品过敏者禁用，过敏体质者慎用。

【规格】

丸剂：每袋装 6g。

片剂：每片重 0.35g。

【贮藏】 密闭，防潮。

（三）心肾不交证常用中成药品种

更年宁心胶囊

【处方】 熟地、黄芩、黄连、白芍、阿胶、茯苓。

【功能与主治】 滋阴清热，安神除烦。用于绝经前后诸证之阴虚火旺证，症见潮热面红、自汗盗汗、心烦不宁、失眠多梦、头晕耳鸣、腰膝酸软、手足心热；更年期综合征见上述证候者。

【用法与用量】 口服。一次 4 粒，一日 3 次，4 周为一疗程。

【注意事项】

1．本品滋阴清热，脾肾阳虚者忌用。

2．在服用本品期间，感受外邪者停用。

3．服药期间饮食应禁辛辣之品，以免助热伤阴。

【规格】 每粒装 0.5g。

【贮藏】 密封。

坤泰胶囊

【处方】 熟地黄、黄连、白芍、黄芩、阿胶、茯苓。

【功能与主治】滋阴清热，安神除烦。用于绝经前后诸证，阴虚火旺者，症见潮热面红、自汗盗汗、心烦不宁、失眠多梦、头晕耳鸣、腰膝酸软、手足心热；妇女卵巢功能衰退、更年期综合征见上述证候者。

【用法与用量】口服。一次4粒，一日3次，2～4周为一疗程；或遵医嘱。

【注意事项】

1．忌食辛辣，少进油腻。

2．不宜与感冒药同时服用。

3．高血压、心脏病、肾病及脾胃虚弱者，请在医师指导下服用。

4．服药2周症状无改善，应到医院诊治。

5．按用法用量服用，如超量或长期服用，应向医师咨询。

6．服药过程中出现不良反应，应停药并向医师咨询。

7．对本药过敏者禁用，过敏体质者慎用。

8．药品性状发生改变时禁止服用。

9．请将此药放在儿童不能接触的地方。

10．如正在服用其他药品，使用本品前请咨询医师或药师。

【规格】每粒装0.5g。

【贮藏】密封。

天王补心丸（片、液）

【处方】丹参、当归、石菖蒲、党参、茯苓、五味子、麦冬、天冬、地黄、玄参、远志（制）、酸枣仁（炒）、柏子仁、桔梗、甘草、朱砂。

【功能与主治】滋阴养血，补心安神。用于心阴不足，心悸健忘，失眠多梦，大便干燥。

【用法与用量】

丸剂：口服。规格（1）大蜜丸，一次1丸，一日2次；规格（2）浓缩丸，一次8丸，一日3次；规格（3）、（5）水蜜丸，一次6g，一日2次；规格（4）、（6）小蜜丸，一次9g，一日2次。

片剂：口服。一次4~6片，一日2次。

液：口服。一次15ml，一日2次。

【注意事项】

1．本品含有朱砂，不宜长期服用，肝肾功能不全者禁用。

2．脾胃虚寒、阳虚内寒者不宜服用。

3．严重心律失常者，冠心病发病严重者，心肌炎发作急性期者，当及时做心电图或动态心电图，留院观察治疗。

4．睡前不宜饮用浓茶、咖啡等刺激性饮品。

【规格】

丸剂：（1）每丸重9g，（2）每8丸相当于原药材3g，（3）每袋装6g，（4）每袋装9g，（5）每瓶装60g，（6）每瓶装120g。

片剂：每片重0.5g。

液：每瓶装100ml。

【贮藏】密封。

（四）肾阴阳两虚证常用中成药品种

妇宁康片

【处方】人参、枸杞子、当归、熟地黄、赤芍、山茱萸、知母、黄柏、牡丹皮、石菖蒲、远志、茯苓、菟丝子、淫羊藿、巴戟天、蛇床子、狗脊、五味子。

【功能与主治】补肾助阳，调整冲任，益气养血，安神解郁。用于妇女绝经前后诸证及月经不调，阴道干燥，精神抑郁不安。

【用法与用量】口服。一次4片，一日3次。

【注意事项】

1．忌食生冷，少进油腻。

2．月经过多或淋漓不净者应去医院诊治。

3．严重精神抑郁不安者，应去医院诊治。

4．服药4周症状无改善，或服药后症状加重者，应到医院诊治。长期服药应向医师咨询。

5．感冒时不宜服用本药。

6．服本药时不宜同时服用藜芦、五灵脂、皂荚或其制剂；不宜喝茶和吃萝卜，以免影响药效。

7．对本品过敏者禁用，过敏体质者慎用。

8．本品性状发生改变时禁止使用。

9．请将本品放在儿童不能接触的地方。

10．如正在使用其他药品，使用本品前请咨询医师或药师。

【规格】每片装0.31g。

【贮藏】密封。

金匮肾气丸（片）

【处方】地黄、山茱萸（酒炙）、山药、牡丹皮、泽泻、茯苓、桂枝、附子（炙）、牛膝（去头）、车前子（盐炙）。

【功能与主治】温补肾阳，化气行水。用于肾虚水肿，腰膝酸软，小便不利，畏寒肢冷。

【用法与用量】

丸剂：口服。规格（1）大蜜丸，一次1丸，规格（2）水蜜丸，一次4~5g（20~25粒），一日2次。

片剂：口服。一次4片，一日2次。

【禁忌】

1．孕妇忌服。

2．忌房欲、气恼。

3．忌食生冷食物。

【注意事项】阴虚内热者慎服。

【规格】

丸剂：（1）每丸重6g，（2）每100粒重20g。

片剂：每片重0.27g。

【贮藏】密闭。

健脑灵片

【处方】五味子、甘草、柏子仁、鹿茸、白芍、酸枣仁、地黄、当归、肉苁蓉、熟地黄、茯苓、川芎、红参。

【功能与主治】滋肾，镇静，安神。用于肾阳不足引起的头晕，失眠，尿频，多梦；神经衰弱见上述证候者。

【用法与用量】口服。一次4~5片，一日3次。

【禁忌】外感发热患者禁服。

【注意事项】

1．忌烟、酒及辛辣、油腻食物。

2．服药期间要保持情绪乐观，切忌生气恼怒。

3．有高血压、心脏病、糖尿病、肝病、肾病等慢性病严重者应在医师指导下服用。

4．服药7天症状无缓解，应去医院就诊。

5．儿童、孕妇、年老体弱者应在医师指导下服用。

6．对本品过敏者禁用，过敏体质者慎用。

7．本品性状发生改变时禁止使用。

8．儿童必须在成人监护下使用。

9．请将本品放在儿童不能接触的地方。

10．如正在使用其他药品，使用本品前请咨询医师或药师。

【规格】每片相当于原生药1g。

【贮藏】密封。

更年乐片

【处方】淫羊藿、牡蛎、知母、金樱子、黄柏、车前子、人参、桑葚、当归、核桃仁、鹿茸、补骨脂、续断、首乌藤、白芍、制首乌、牛膝、甘草、熟地黄。

【功能与主治】养心养肾，调补冲任。用于绝经前后出现的夜寐不安，心悸，耳鸣，多疑善感，烘热汗出，烦躁易怒，腰背酸痛。

【用法与用量】口服。一次4片，一日3次。

【注意事项】

1．忌食辛辣，少进油腻。

2．心悸症状明显者，应先去医院检查，在医师指导下用药。

3．服药4周症状无改善，应到医院诊治。

4．按用法用量服用，长期服用应向医师咨询。

5．感冒时不宜服用本药。

6．服本药时不宜同时服用藜芦、五灵脂、皂荚或其制剂；不宜喝茶和吃萝卜，以免影响药效。

7．对本品过敏者禁用，过敏体质者慎用。

8．本品性状发生改变时禁止使用。

9．请将本品放在儿童不能接触的地方。

10．如正在使用其他药品，使用本品前请咨询医师或药师。

【规格】每基片重 0.3g。

【贮藏】 密封。

附二

治疗绝经综合征的常用中成药简表

证型	药物名称	功能	主治病症	用法用量	备注
肝肾阴虚证	安坤颗粒	滋阴清热，养血调经。	用于阴虚血热所致的月经先期、月经量多、经期延长，症见月经期提前、经水量较多、行经天数延长、经色红质稀、腰膝酸软、五心烦热；放节育环后出血见上述证候者。	开水冲服。一次 10g，一日 2 次。	医保，药典
	安神宝颗粒	补肾益精，养心安神。	用于更年期综合征肾中阴精不足见失眠健忘，眩晕耳鸣，腰膝酸软等症。	口服。一次 1～2 袋，一日 3 次。	

证型	药物名称	功能	主治病症	用法用量	备注
肝肾阴虚证	坤宝丸	滋补肝肾，养血通络。	用于肝肾阴虚所致绝经前后诸证，症见烘热汗出、心烦易怒、少寐健忘、头晕耳鸣、口渴咽干、四肢酸楚；更年期综合征见上述证候者。	口服。一次50粒，一日2次，连续服用2个月；或遵医嘱。	药典
	百合更年安颗粒	滋养肝肾，宁心安神。	用于更年期综合征属阴虚肝旺证，症见烘热汗出，头晕耳鸣，失眠多梦，五心烦热，腰背酸痛，大便干燥，心烦易怒，舌红少苔，脉弦细或弦细数。	开水冲服。一次12g，一日3次。	
	更年安片（胶囊）	滋阴清热，除烦安神。	用于肾阴虚所致的绝经前后诸证，症见烦热出汗、眩晕耳鸣、手足心热、烦躁不安；更年期综合征见上述证候者。	片剂：口服。规格（1）、（2）一次6片，一日2～3次。 胶囊：口服。一次3粒，一日3次。	片剂：基药，医保，药典 胶囊：基药，医保
	六味地黄丸（颗粒、胶囊、口服液、软胶囊）	滋阴补肾。	用于肾阴亏损，头晕耳鸣，腰膝酸软，骨蒸潮热，盗汗遗精，消渴。	丸剂：口服。规格（1）大蜜丸，一次1丸，一日2次；规格（2）浓缩丸，一次8丸，一日3次；规格（3）水蜜丸，一次6g，一日2次；规格（4）、（5）、（6）小蜜丸，一次9g，一日2次。 颗粒剂：开水冲服。一次5g，一日2次。 胶囊：口服。规格（1）一次1粒，规格（2）一次2粒，一日2次。 口服液：口服。一次10ml，一日2次；儿童酌减，或遵医嘱。 软胶囊：口服。一次3粒，一日2次。	丸剂：药典，基药，医保，社保 颗粒剂：药典，基药，医保 胶囊：药典，基药，医保 口服液：药典，医保 软胶囊：药典，医保

证型	药物名称	功能	主治病症	用法用量	备注
肝肾阴虚证	知柏地黄丸（片）	滋阴降火。	用于阴虚火旺，潮热盗汗，口干咽痛，耳鸣遗精，小便短赤。	丸剂：口服。规格（1）大蜜丸，一次1丸，一日2次；规格（2）、（6）浓缩丸，一次8丸，一日3次；规格（3）、（5）水蜜丸，一次6g，一日2次；规格（4）小蜜丸，一次9g，一日2次。片剂：口服。一次6片，一日4次。	丸剂：药典，基药，医保片剂：医保
	杞菊地黄丸（胶囊、片、口服液）	滋肾养肝。	用于肝肾阴亏，眩晕耳鸣，羞明畏光，迎风流泪，视物昏花。	丸剂：口服。规格（1）大蜜丸，一次1丸，一日2次；规格（2）浓缩丸，一次8丸，一日3次；规格（3）水蜜丸，一次6g，一日2次；规格（4）、（6）小蜜丸，一次9g，一日2次；规格（5）小蜜丸，一次6g，一日2次。胶囊：口服。一次5～6粒，一日3次。片剂：口服。一次3～4片，一日3次。口服液：口服。一次10ml，一日2次。	丸剂：基药，医保，药典胶囊：基药，医保，药典片剂：基药，医保，药典口服液：药典
肾虚肝郁证	安乐片	疏肝解郁，安神。	用于精神抑郁，失眠，胸闷不适，纳少神疲，对更年期综合征者亦可使用。	口服。一次4～6片，一日3次。	
	更年宁	疏肝解郁，益气养血，健脾安神。	用于绝经前后引起的心悸气短，烦燥易怒，眩晕失眠，阵热汗出，胸乳胀痛，月经紊乱。	口服。水蜜丸一次4～8g，大蜜丸一次1～2丸，一日2～3次。	

证型	药物名称	功能	主治病症	用法用量	备注
肾虚肝郁证	六味地黄丸（颗粒、胶囊、口服液、软胶囊）	见86页	同前	同前	同前
	逍遥丸（颗粒）	疏肝健脾，养血调经。	用于肝郁脾虚所致的郁闷不舒，胸胁胀痛，头晕目眩，食欲减退，月经不调。	丸剂：口服。规格（1）大蜜丸，一次1丸，一日2次；规格（2）、（3）水丸，一次6～9g，一日1～2次；规格（4）浓缩丸，一次8丸，一日3次。 颗粒剂：开水冲服。规格（1）、（2）、（3）、（4）一次1袋，一日2次。	丸剂：基药，医保，药典 颗粒剂：基药，医保，药典
	加味逍遥丸（口服液）	疏肝清热，健脾养血。	用于肝郁血虚，肝脾不和，两胁胀痛，头晕目眩，倦怠食少，月经不调，脐腹胀痛；更年期综合征见上述证候者。	丸剂：口服。一次6g，一日2次。 口服液：口服。一次10ml，一日2次。	丸剂：药典，医保 口服液：药典
	丹栀逍遥丸（片）	疏肝解郁，清热调经。	用于肝郁化火，胸胁胀痛，烦闷急躁，颊赤口干，食欲不振或有潮热，以及妇女月经先期，经行不畅，乳房与少腹胀痛。	丸剂：口服。一次6～9g，一日2次。 片剂：口服。一次6～8片，一日2次。	丸剂：基药，医保 片剂：医保
心肾不交证	更年宁心胶囊	滋阴清热，安神除烦。	用于绝经前后诸证之阴虚火旺证，症见潮热面红、自汗盗汗、心烦不宁、失眠多梦、头晕耳鸣、腰膝酸软、手足心热；更年期综合征见上述证候者。	口服。一次4粒，一日3次，4周为一疗程。	药典

续表

证型	药物名称	功能	主治病症	用法用量	备注
心肾不交证	坤泰胶囊	滋阴清热，安神除烦。	用于绝经前后诸证，阴虚火旺者，症见潮热面红、自汗盗汗、心烦不宁、失眠多梦、头晕耳鸣、腰膝酸软、手足心热；妇女卵巢功能衰退、更年期综合征见上述证候者。	口服。一次4粒，一日3次，2～4周为一疗程；或遵医嘱。	医保，基药
	天王补心丸（片、液）	滋阴养血，补心安神。	用于心阴不足，心悸健忘，失眠多梦，大便干燥。	丸剂：口服。规格（1）大蜜丸，一次1丸，一日2次；规格（2）浓缩丸，一次8丸，一日3次；规格（3）、（5）水蜜丸，一次6g，一日2次；规格（4）、（6）小蜜丸，一次9g，一日2次。片剂：口服。一次4～6片，一日2次。液：口服。一次15ml，一日2次。	丸剂：医保，基药，药典 片剂：医保，基药
肾阴阳两虚证	妇宁康片	补肾助阳，调整冲任，益气养血，安神解郁。	用于妇女绝经前后诸证及月经不调，阴道干燥，精神抑郁不安。	口服。一次4片，一日3次。	
	金匮肾气丸（片）	温补肾阳，化气行水。	用于肾虚水肿，腰膝酸软，小便不利，畏寒肢冷。	丸剂：口服。规格（1）大蜜丸，一次1丸，规格（2）水蜜丸，一次4～5g（20～25粒），一日2次。片剂：口服。一次4片，一日2次。	丸剂：医保，基药 片剂：医保，基药

续表

证型	药物名称	功能	主治病症	用法用量	备注
肾阴阳两虚证	健脑灵片	滋肾，镇静，安神。	用于肾阳不足引起的头晕，失眠，尿频，多梦；神经衰弱见上述证候者。	口服。一次4～5片，一日3次。	
	更年乐片	养心养肾，调补冲任。	用于绝经前后出现的夜寐不安，心悸，耳鸣，多疑善感，烘热汗出，烦躁易怒，腰背酸痛。	口服。一次4片，一日3次。	

盆腔炎性疾病

　　盆腔炎性疾病（pelvic inflammatory disease，PID）指女性上生殖道的一组感染性疾病，包括子宫内膜炎、输卵管炎、输卵管卵巢脓肿和盆腔腹膜炎等。通常，PID可局限于某一个部位，也可同时累及几个部位，其中最常见的是输卵管炎、输卵管卵巢炎。PID多发生在性活跃期、有月经的妇女，而初潮前、绝经后或未婚者很少发生，若发生盆腔炎性疾病也往往是邻近器官炎症的扩散。盆腔炎若未能得到及时、正确的治疗，可导致不孕、输卵管妊娠、慢性盆腔痛以及炎症反复发作等后遗症，目前称为"盆腔炎性疾病后遗症期"。

　　盆腔炎性疾病的病原体有内源性和外源性两个来源，两种病原体可单独存在，但通常为混合感染。可能是衣原体或淋病奈瑟菌感染造成输卵管损伤后，容易继发需氧菌及厌氧菌感染。近年来，随着我国性传播疾病的发病率增高，性传播性疾病病原体致PID的发生比率不断上升，以年平均16.45%的速度增长。另外，PID跟计划生育手术有一定的相关性。PID的诊断多参照"盆腔炎性疾病诊治指南"（美国CDC 2006年）。

　　中医古籍无盆腔炎病名记载，根据急性期以发热、腹痛、带下多为临床特征，与"热入血室"、"带下病"、"产后发热"等病证相似；后遗症期以腹痛包块、带下过多、月经失调、痛经、不孕为临床表现，故又属于"癥瘕"、"带下"、"痛经"、"月经不调"、"不孕症"等病证范畴。

一、中医病因病机分析及常见证型

中医认为感染外邪是 PID 发病的主要外因；阴阳失调，正气不足是 PID 发病的主要内因；内外因在 PID 的发生发展过程中相互影响，关系密切。责之于经期、产后或摄生不洁，湿热、邪毒内侵，直入冲任及胞宫、胞脉，与血搏结，邪正交争，导致发热；不通则痛，致腹痛。其病机关键是热毒或湿热与血搏结。PID 的临床主要证型包括：热毒炽盛证、湿热瘀结证。

盆腔炎性疾病后遗症期的病证发生主要是由于 PID 治疗不及时、不彻底，邪气留恋，与冲任胞脉气血搏结而成瘀；或肝郁气滞，气滞血瘀，久则成癥，瘀阻冲任胞脉，不通则痛。本病缠绵难愈，重伤正气，故临床常见寒热错综、虚实夹杂之证。常见临床证型包括：湿热瘀结证、气滞血瘀证、寒湿瘀滞证、肾虚血瘀证、气虚血瘀证。

二、辨证选择中成药

（一）盆腔炎性疾病

此期患者应以抗生素抗感染为主进行治疗，在抗炎的基础上可加用中成药辅助治疗。

1. 热毒炽盛证

【临床表现】高热腹痛，恶寒或寒战，下腹疼痛拒按，带下量多，色黄或赤白兼杂，质黏稠如脓血，味秽臭，月经量多或淋漓不净，咽干口苦，大便秘结，小便短黄赤；舌红，苔黄，脉滑数。

【辨证要点】高热，腹痛拒按，带下量多，色黄或赤白兼杂，质黏稠如脓血，味秽臭，舌质红，苔黄，脉滑数。

【病机简析】热毒内侵，与冲任胞宫气血相搏结，邪正交争，营卫不和，故高热腹痛拒按；任脉带脉损伤，则带下量多；冲任失调可见月经紊乱，下血量多；热毒炽盛，而见舌红、苔黄、脉滑数之象。

【治法】清热解毒，利湿排脓。

【辨证选药】可选康妇炎胶囊、杏香兔耳风片、妇炎舒胶囊（片）等。

此类中成药多由金银花、蒲公英、连翘、大黄、石膏等清热解毒之品，配合三棱、桃仁等活血之品组成，可发挥清热解毒、化瘀的作用。

2. 湿热瘀结证

【临床表现】下腹疼痛拒按，或胀满，热势起伏，寒热往来，带下量多，色黄，质稠，味秽臭，经量增多，经期延长，淋漓不止，大便溏或燥结，小便短赤；舌红有瘀点，苔黄厚，脉弦滑。

【辨证要点】下腹疼痛拒按，热势起伏，寒热往来，带下量多，色黄质稠，味秽臭，舌红有瘀点，苔黄厚，脉弦滑。

【病机简析】湿热侵袭冲任胞宫，与气血相搏，血行不畅，湿热瘀结，则身热腹痛，胀满不适；邪正交争，互有进退，则热势起伏，寒热往来；湿热下注，损伤任带则带下异常，大便便溏；血海不宁，血失统摄，则经血量多；热伤津液则便结，小便短赤；舌脉所见为湿热瘀结之象。

【治法】清利湿热，化瘀止痛。

【辨证选药】可选妇乐颗粒（胶囊、片）、妇科千金片（胶囊）、花红片（颗粒、胶囊）、金英胶囊等配合抗生素。

此类中成药多由蒲公英、穿心莲、鸡血藤等清热利湿之品，配合赤芍、醋延胡索等化瘀止痛之品组成，可发挥清利湿热、化瘀止痛的作用。

（二）盆腔炎性疾病后遗症

1. 湿热瘀结证

【临床表现】下腹隐痛或疼痛拒按，痛连腰骶，低热起伏，带下量多，色黄质稠，经期腹痛加重，经期延长或月经量多，口腻或纳呆，小便黄，大便溏而不爽或大便干结；舌质红或暗红，或见边尖瘀点或瘀斑，苔黄腻，脉弦滑或弦数。

【辨证要点】下腹隐痛或疼痛拒按，低热起伏，带下量多，色黄质稠，舌质红或暗红，或见边尖瘀点或瘀斑，苔黄腻，脉弦滑或弦数。

【病机简析】湿热之余邪与气血搏结于冲任胞宫，则下腹部疼痛；邪正交争，病势进退，则低热起伏；经行、劳累耗伤气血，正气虚衰，则经期腹痛加重；湿热下注则带下量多色黄；湿热瘀结，则口腻或纳呆，便溏或秘结，小便黄；舌脉亦为湿热瘀结之象。

【治法】清热除湿，化瘀止痛。

【辨证选药】可选潮安胶囊、金刚藤糖浆（丸、颗粒、胶囊、片）、宫炎平片（胶囊）、金鸡胶囊（颗粒、片、丸）、盆炎净颗粒（胶囊、片）、妇炎康片、抗宫炎片（胶囊、颗粒）、宫血宁胶囊、妇炎净胶囊、复方杏香兔耳风颗粒、坤复康胶囊（片）、妇平胶囊、妇炎消胶囊、康妇灵胶囊、妇康口服液、康妇消炎栓等。

此类中成药多由蒲公英、穿心莲、鸡血藤、车前草等清热利湿之品，配合赤芍、醋延胡索等化瘀止痛之品组成，可发挥清热除湿、化瘀止痛的作用。

2. 气滞血瘀证

【临床表现】下腹胀痛或刺痛，经行加重，情志抑郁，情志不畅则腹痛加重，带下量多，月经先后不定期，量多或少，经色紫黯有块或排出不畅，经前乳房胀痛，脘腹胀满；舌质暗红，或有瘀斑瘀点，苔薄，脉弦。

【辨证要点】下腹胀痛或刺痛，情志抑郁，经前乳房胀痛，带下量多，经色紫黯有块或排出不畅，舌质暗红，或有瘀斑瘀点，苔薄，脉弦。

【治法】疏肝行气，化瘀止痛。

【病机简析】肝气郁结，气行不畅，血行瘀阻，结于冲任胞脉，则下腹部疼痛，瘀血下行则经血量多有块；气血瘀结，带脉失约则带下量多；肝气不舒，肝经阻滞，则情志抑郁、乳房胀痛。舌脉所见皆为气滞血瘀之象。

【辨证选药】可选血府逐瘀丸（口服液、胶囊、片、颗粒）、抗妇炎胶囊、加味八珍益母膏、丹桃合剂、宫炎康胶囊（颗粒）等。

此类中成药多由柴胡、枳壳、川芎、桔梗等疏肝行气之品，配合当归、赤芍、红花、桃仁等化瘀止痛之品组成，可发挥疏肝行气、化瘀止痛的作用。

3. 寒湿瘀滞证

【临床表现】下腹冷痛，经期腹痛加重，得温则减，腰骶冷痛，带下量多，色白质稀，形寒肢冷，月经量少或月经错后，经色暗或夹血块，大便溏泄；舌质淡黯或有瘀点，苔白腻，脉沉迟或沉涩。

【辨证要点】 下腹冷痛，腰骶冷痛，带下量多，色白质稀，大便溏泄，舌质淡黯或有瘀点，苔白腻，脉沉迟或沉涩。

【病机简析】 素体阳虚，下焦失于温煦，水湿不化，寒湿内结，或寒湿之邪侵袭冲任、胞宫，与气血相结，血行不畅，则下腹冷痛，经行加重，寒性凝滞，故经行错后或量少或夹血块；素体阳虚或寒伤阳气，阳气不振，脏腑失温，则腰骶冷痛；湿邪下注则带下量多，大便溏泄；舌脉所见为寒湿瘀滞之象。

【治法】 祛寒除湿，化瘀止痛。

【辨证选药】 可选用桂枝茯苓丸、桂枝茯苓胶囊、少腹逐瘀丸（颗粒、胶囊）等。

此类中成药多由小茴香、肉桂、桂枝、炮姜等温经除湿祛寒之品，配合当归、赤芍、延胡索、川芎、等化瘀止痛之品组成，可发挥祛寒除湿、化瘀止痛的作用。

4. 肾虚血瘀证

【临床表现】 下腹绵绵作痛或刺痛，带下量多，色白、质清稀，腰骶酸痛，遇劳累下腹或腰骶酸痛加重，头晕耳鸣，经量多或少，经血色黯夹块，夜尿频多；舌质淡黯或有瘀点瘀斑，苔白或腻，脉沉涩。

【辨证要点】 下腹绵绵作痛或刺痛，带下量多，色白、质清稀，腰骶酸痛，夜尿频多，舌质淡黯或有瘀点瘀斑，苔白或腻，脉沉涩。

【病机简析】 素秉肾气不足，或房劳多产，或疾病早期过用祛邪药物而伤肾气，或治疗延误损伤肾气，导致肾气日虚，正气不足，小腹失荣，则绵绵作痛；久病则瘀，积于小腹，则又可表现为小腹刺痛；瘀血阻滞胞脉，则经量多或少，经血色黯夹块；肾气不固，则带下量多，色白、质清稀，夜尿频多；肾为腰之府，肾虚则腰骶酸痛；肾主骨生髓，开窍于耳，肾虚不能上荣于脑，则头晕耳鸣；舌脉所见为肾虚血瘀之象。

【治法】益肾活血，化瘀止痛。

【辨证选药】可选用妇宝颗粒、天紫红女金胶囊等。

此类中成药多选用熟地、杜仲、桑寄生、续断、肉苁蓉等温肾暖宫，滋补下元；益母草、延胡索、三七、川楝子活血行气止痛；红藤、忍冬藤通络止痛；可配伍疏肝、养血之药物，共同发挥益肾活血、化瘀止痛之功效。

5. 气虚血瘀证

【临床表现】下腹疼痛或坠痛，缠绵日久，痛连腰骶，经行加重，带下量多，色白质清稀，经期延长或月经量多，经血淡黯有块，精神萎靡，体倦乏力，食少纳呆；舌质淡黯或有瘀点瘀斑，苔白，脉沉涩。

【辨证要点】下腹疼痛或坠痛，缠绵日久，带下量多，色白质清稀，体倦乏力，舌质淡黯或有瘀点瘀斑，苔白，脉沉涩。

【病机简析】气虚运行无力，瘀血内结，留著于冲任胞宫，则下腹疼痛，痛连腰骶；经期胞血满溢，瘀血随下，则疼痛加重，经血量多有块；中气不足，则精神萎靡，体倦乏力，食少纳呆，气虚津液不化，水湿下注，则带下量多；舌脉所见为气虚血瘀之象。

【治法】益气健脾，化瘀止痛。

【辨证选药】可选用定坤丹、止痛化癥胶囊、妇康丸、丹黄祛瘀胶囊（片）等。

此类中成药多由人参、白术、黄芪等补气健脾之品，配合延胡索、三棱、川芎等化瘀止痛之品组成，可发挥益气健脾、化瘀止痛的作用。

三、用药注意

盆腔炎性疾病治疗应以抗生素抗感染治疗为主，可配伍中成药辅助治疗。盆腔炎性疾病后遗症的治疗可以中成药为主。临床中成药的选择必须以辨证论治的思想为指导，针对不同证型，选择与其相对证的药物，才能收到较为满意的疗效。另外，还需加强卫生宣教，注意经期、孕期及产褥期卫生；保持心情愉快，注意休息，加强锻炼，增强体质，提高机体抗病能力；饮食宜清淡，切忌肥甘油腻、辛辣食物，以防影响药效的发挥。药品贮藏宜得当，存于阴凉干燥处，药品性状发生改变时禁止服用。药品必须妥善保管，放在儿童不能接触的地方，以防发生意外。对于具体药品的饮食禁忌、配伍禁忌、妊娠禁忌、证候禁忌、病证禁忌、特殊体质禁忌、特殊人群禁忌等，各药品具体内容中均有详细介绍，用药前务必仔细阅读。

附一

常用治疗盆腔炎性疾病的中成药药品介绍

（一）盆腔炎性疾病常用中成药品种

1. 热毒炽盛证

康妇炎胶囊

【处方】蒲公英、败酱草、赤芍、薏苡仁、苍术、当归、川芎、香附、泽泻、白花蛇舌草、延胡索。

【功能与主治】 清热解毒，化瘀行滞，除湿止带。用于湿热蕴结所致的带下量多，月经量少、后错，痛经。

【用法与用量】 口服。一次3粒，一日2次。

【禁忌】 孕妇禁用。

【注意事项】

1．忌食辛辣、生冷、油腻食物。

2．患有其他疾病者，应在医师指导下服用。

3．便溏或月经量多者不宜服用。

4．带下清稀者不宜选用。带下伴阴痒或有赤带者应去医院就诊。

5．伴有尿频、尿急、尿痛者，应去医院就诊。

6．服药2周症状无缓解者，应去医院就诊。

7．对本品过敏者禁用，过敏体质者慎用。

8．本品性状发生改变时禁止使用。

9．请将本品放在儿童不能接触的地方。

10．如正在使用其他药品，使用本品前请咨询医师或药师。

【规格】 每粒装0.4g。

杏香兔耳风片

【处方】 杏香兔耳风。

【功能与主治】 清热解毒，祛瘀生新。用于湿热下注所致的带下病，症见带下量多、色黄、小腹隐痛；宫颈糜烂见有上述证候者。

【用法与用量】 口服。一次4～6片，一日3次，30天为一疗程。

【注意事项】

1．本品清热利湿、解毒，带下病脾虚寒湿证忌用。

2．孕妇禁用。

3．饮食宜清淡，忌辛辣厚味之品。

4．糖尿病患者慎用。

【规格】 每片装 0.28g。

【贮藏】 密封。

【临床报道】 用杏香兔耳风片治疗急性盆腔炎 107 例，治疗 1 个疗程痊愈者 70 例，2 个疗程痊愈者 37 例[1]。

【参考文献】

[1] 武俊 . 杏香兔耳风片治疗急性盆腔炎 107 例 [J]. 光明中医，2007，22（1）：88-89.

妇炎舒胶囊（片）

【处方】 忍冬藤、大血藤、赤芍、蒲公英、丹参、虎杖、川楝子（制）、延胡索（制）、大黄（制）、大青叶、甘草。

【功能与主治】 清热凉血，活血止痛。用于妇女湿热下注所致的带下量多，或伴有小腹隐痛。

【用法与用量】

胶囊：口服。一次 5 粒，一日 3 次。

片剂：口服。一次 4 片，一日 3 次。

【禁忌】 经期、孕期妇女禁用。

【注意事项】

1．忌食辛辣、生冷、油腻食物。

2．患有其他疾病者，应在医师指导下服用。

3．脾虚大便溏者慎用。

4．带下清稀者不宜选用。伴有赤带者，应去医院就诊。

5．严格按照用法用量服用，服药 2 周症状无缓解者，应去医院就诊。本品不宜长期服用。

6．对本品过敏者禁用，过敏体质者慎用。

7．本品性状发生改变时禁止使用。

8．请将本品放在儿童不能接触的地方。

9．如正在使用其他药品，使用本品前请咨询医师或药师。

【规格】

胶囊：每粒装 0.4g。

片剂：每片重 0.52g。

【贮藏】 密封。

【药理毒理】 本品具有抗炎、解热和抑菌的药理作用。

·抗炎作用 本品对角叉菜所致的大鼠足肿胀及二甲苯所致的小鼠耳郭肿有显著的抑制作用，降低醋酸所致的小鼠腹腔毛细血管通透性[1]。

·解热作用 本品于降低三联菌苗所致的大鼠实验性发热[1]。

·抑菌作用 采用琼脂平板法，发现妇炎舒胶囊对大肠杆菌、金黄色葡萄球菌、甲型溶血性链球菌、克雷柏杆菌有一定的抗菌作用，对白色念珠菌则无抗菌作用[1]。

【参考文献】

[1] 汤佩莲，谭毓治，张文军.妇炎舒胶囊药理作用的实验研究 [J].广东药学院学报，2005，21（5）：557-559.

2．湿热瘀结证

妇乐颗粒（胶囊、片）

【处方】 忍冬藤、大青叶、蒲公英、牡丹皮、赤芍、川楝子、延胡索（制）、大血藤、大黄（制）、甘草。

【功能与主治】清热凉血，化瘀止痛。用于瘀热蕴结所致的带下病，症见带下量多、色黄、少腹疼痛；慢性盆腔炎见上述证候者。

【用法与用量】

颗粒剂：开水冲服。一次12g，一日2次。

胶囊：口服。一次6粒，一日2次。

片剂：口服。一次5片，一日2次。

【注意事项】

1．本品用于瘀热蕴结证，气血虚弱所致腹痛、带下者慎用。

2．本品含攻下活血之品，孕妇忌用。

3．饮食宜营养丰富，忌食生冷、厚味及辛辣之品。

【规格】

颗粒剂：每袋装6g（相当于原药材27.7g）。

胶囊：每粒装0.5g。

片剂：每片装0.5g。

【贮藏】密封。

妇科千金片（胶囊）

【处方】千斤拔、金樱根、穿心莲、功劳木、单面针、当归、鸡血藤、党参。

【功能与主治】清热除湿，益气化瘀。用于湿热瘀阻所致的带下病、腹痛，症见带下量多，色黄质稠、臭秽，小腹疼痛，腰骶酸痛，神疲乏力；慢性盆腔炎、子宫内膜炎、慢性宫颈炎见上述证候者。

【用法与用量】

片剂：口服。一次6片，一日3次。

胶囊：口服。一次2粒，一日3次，14天为一疗程；温开水送服。

【注意事项】

1．本品清热除湿，气滞血瘀证、寒凝血瘀证者忌用。

2．孕妇忌用。

3．饮食宜清淡，忌辛辣厚味之品。

4．糖尿病患者慎用。

【规格】

片剂：每片重0.32g。

胶囊：每粒装0.4g。

【贮藏】 密封，置阴凉干燥处。

花红片（颗粒、胶囊）

【处方】 一点红、白花蛇舌草、鸡血藤、桃金娘根、白背叶根、地桃花、菥蓂。

【功能与主治】 清热解毒，燥湿止带，祛瘀止痛。用于湿热瘀滞所致带下病、月经不调，症见带下量多、色黄质稠、小腹隐痛、腰骶酸痛、经行腹痛；慢性盆腔炎、附件炎、子宫内膜炎见上述证候者。

【用法与用量】

片剂：规格（1）、（2）口服。一次4～5片，一日3次，7天为一疗程，必要时可连服2～3个疗程，每疗程之间停药3天。

颗粒剂：开水冲服。规格（1）一次1袋，规格（2）一次

10g，一日3次，7天为一疗程，必要时可连服2～3个疗程，每疗程之间停药3天。

胶囊：口服。一次3粒，一日3次，7天为一疗程，必要时可连服2～3疗程，每疗程之间停药3天。

【注意事项】

1．本品用于湿热瘀结证，气血虚弱所致腹痛、带下者慎用。

2．本品含有活血化瘀药，孕妇忌用。

3．调和情志。

4．饮食宜营养丰富，忌食生冷、厚味及辛辣之品。

【规格】

片剂：（1）薄膜衣片，每片重0.29g；（2）糖衣片，片芯重0.28g。

颗粒剂：每袋装（1）2.5g，（2）10g。

胶囊：每粒装0.25g。

【贮藏】密封。

金英胶囊

【处方】金银花、关黄柏、蒲公英、紫花地丁、野菊花、苍术、赤芍、延胡索（醋制）、丹参、皂角刺。

【功能与主治】清热解毒，祛湿止带。用于慢性盆腔炎属湿热蕴结证者，症见下腹、腰骶部胀痛不适，带下量多，色黄质稠，或伴低热起伏，神疲乏力，经前腹痛加重，月经量多或经期延长，小便黄赤，舌苔黄腻。

【用法与用量】口服。一次4粒，一日3次，疗程4周。

【注意事项】

1．延长疗程服药的安全性未见相关研究资料。

2．合并有心血管、脑血管、肝、肾和造血系统等严重原发性疾病以及精神病患者未见相关研究资料。

3．过敏体质者慎用。

【规格】 每粒装 0.5g。

【贮藏】 密封，置阴凉（不超过 20℃）干燥处。

（二）盆腔炎性疾病后遗症常用中成药品种

1．湿热瘀结证

潮安胶囊

【处方】 龙芽楤木。

【功能与主治】 活血化瘀，清热凉血。用于血热瘀阻所致的妇人腹痛，症见行经腹痛、拒按、平日小腹疼痛、有灼热感、带下量多、色黄。

【用法与用量】 口服。一次 3～5 粒，一日 3 次。

【注意事项】

1．本品为瘀热互结所设，若属寒凝血瘀者慎用。

2．本品活血化瘀，有损胎气，孕妇忌用。

3．服药期间忌食辛辣、油腻之品，以免助热生湿。

4．急性盆腔炎伴高热、腹痛剧烈者，应请医师诊治。

5．盆腔炎或痛经属寒凝血瘀者忌用。

【规格】 每粒装 0.25g。

【贮藏】 密封。

金刚藤糖浆（丸、颗粒、胶囊、片）

【处方】 金刚藤。

【功能与主治】 清热解毒，消肿散结。用于附件炎和附件炎性包块及妇科多种炎症。

【用法与用量】

糖浆：口服。一次 20ml，一日 3 次。

丸剂：口服。一次 4g，一日 3 次。

颗粒剂：开水冲服。一次 1 袋，一天 2 次。

胶囊：口服。一次 4 粒，一日 3 次。

片剂：口服。一次 4 片，一日 3 次。

【注意事项】

1．本品用于湿热瘀阻证，血虚失荣腹痛及寒湿带下者慎用。

2．孕妇忌用。

3．饮食宜清淡，忌食生冷及辛辣之品。

4．糖尿病患者慎用。

【规格】

糖浆：每瓶装 150ml。

丸剂：每袋装 4g（约 20 丸重 4g）。

颗粒剂：每袋装 6g。

胶囊：每粒装 0.5g。

片剂：每片重 0.52g。

【贮藏】 密封，置阴凉干燥处。

【临床报道】 金刚藤糖浆治疗 100 例慢性盆腔炎患者，显效者 65 例（占 65%），好转者 25 例（占 25%），无效者 10

例（占 10%），总有效率为 90%。治疗 2 个疗程，总有效率为 98.5%[1]。

【参考文献】

[1] 潘春荣，刘鸣舞，赵文荣.金刚藤糖浆治疗慢性盆腔炎 100 例临床观察 [J].哈尔滨医药，2002，22（1）：62-63.

宫炎平片（胶囊）

【处方】 地稔、两面针、当归、五指毛桃、柘木。

【功能与主治】 清热利湿，祛瘀止痛，收敛止带。用于湿热瘀阻所致小腹隐痛、带下病，症见小腹隐痛，经色紫黯、有块，带下色黄质稠；慢性盆腔炎见上述证候者。

【用法与用量】

片剂：口服。规格（1）、（2）一次 3 ~ 4 片，一日 3 次。

胶囊：口服。规格（1）、（2）一次 3 ~ 4 粒，规格（3）一次 2 粒，一日 3 次。

【注意事项】

1．本品用于湿热瘀阻证，血虚失荣腹痛及寒湿带下者慎用。

2．本品含活血通经之品，孕妇忌用。

3．饮食宜营养丰富，忌食生冷、辛辣及厚味之品。

【规格】

片剂:（1）薄膜衣片，每片重 0.26g ;（2）糖衣片，片芯重 0.25g。

胶囊：每粒装（1）0.2g，（2）0.25g，（3）0.35g。

【贮藏】 密封（10℃ ~ 30℃）。

【临床报道】 采用宫炎平片治疗急慢性盆腔炎 100 例。治疗组总有效率 92%，对照组（金刚藤胶囊）总有效率 82%[1]。宫炎平每月服用 2 周，连用 3 个月为 1 个疗程，治疗 168 例慢性盆腔炎患者，腹痛治愈率达 53.57%，好转率 44.64%，有效率达 98.21%；明显改善神经衰弱症状及月经紊乱，盆腔炎包块消失率达 77.8%，炎性包块缩小达 22.22%[2]。

【参考文献】

[1] 胡琳.宫炎平片治疗急慢性盆腔炎 100 例 [J].陕西中医，2001，22（6）：335-335.

[2] 王素兰，杨尧华.宫炎平治疗慢性盆腔炎 168 例临床分析 [J].宁夏医学杂志，2005，27（5）：344-345.

金鸡胶囊（颗粒、片、丸）

【处方】 金樱根、鸡血藤、千斤拔、功劳木、穿心莲、两面针。

【功能与主治】 清热化湿，活血通络。用于湿热瘀阻所致的带下病，症见带下量多色黄、少腹疼痛拒按；慢性盆腔炎见以上证候者。

【用法与用量】

胶囊：口服。一次 4 粒，一日 3 次。

颗粒剂：开水冲服。一次 8g，一日 2 次，10 天为一疗程，必要时可连服 2 ~ 3 个疗程。

片剂：口服。一次 6 片，一日 3 次。

丸剂：口服。一次 1 袋，一日 3 次。

【注意事项】

1．本品用于湿热瘀阻证，血虚失荣腹痛及寒湿带下者慎用。

2．孕妇忌用。

3．饮食宜营养丰富，忌食生冷及辛辣之品。

4．糖尿病患者慎用。

【规格】

胶囊：每粒装 0.35g。

颗粒剂：每袋装 8g（相当于原药材 44.5g）。

片剂：每片含干膏粉 0.247g。

丸剂：每袋装 2.0g。

【贮藏】密封。

盆炎净颗粒（胶囊、片）

【处方】忍冬藤、蒲公英、鸡血藤、益母草、赤芍、川芎、狗脊、车前草。

【功能与主治】清热利湿，和血通络。用于湿热瘀阻所致的带下病、少腹痛，症见带下量多、色黄，小腹隐隐作痛；慢性盆腔炎见以上证候者。

【用法与用量】

颗粒剂：开水冲服。一次 12g，一日 3 次。

胶囊：口服。一次 5 粒，一日 3 次。

片剂：口服。一次 4 片，一日 3 次。

【注意事项】

1．本品用于湿热阻滞证，脾肾阳虚所致腹痛、带下量多者不宜使用。

2．体虚明显者不宜单独使用。

3．本品含活血渗利之品，孕妇忌服。

4．忌食辛辣、生冷及厚味之品。

【规格】

颗粒剂：每袋装 12g（相当于原药材 23.4g）。

胶囊：每粒装 0.25g。

片剂：每片重 0.5g。

【贮藏】密封。

【临床报道】治疗慢性盆腔炎患者 60 例，盆炎净颗粒组总有效率为 90%，显效率 65%；盆炎净颗粒加氧氟沙星组总有效率为 60%，显效率 30%[1]。

【参考文献】

[1] 任英健，张睿，陈志辽. 盆炎净治疗盆腔炎 40 例疗效分析 [J]. 广州医药，2003，34（1）：47-48.

妇炎康片

【处方】土茯苓、苦参、黄柏、当归、赤芍、丹参、三棱（醋制）、莪术（醋制）、延胡索（醋制）、川楝子（炒）、香附（醋制）、山药、芡实（炒）。

【功能与主治】清热利湿，理气活血，散结消肿。用于湿热下注、毒瘀互阻所致带下病，症见带下量多、色黄、气臭，少腹痛，腰骶痛，口苦咽干；阴道炎、慢性附件炎、慢性盆腔炎见上述证候者。

【用法与用量】口服。一次 6 片，一日 3 次。

【注意事项】

1．本品用于湿热下注、毒瘀互阻证，气血虚弱、脾肾阳虚者慎用。

2．本品含破血消癥药，孕妇忌用。

3．饮食宜营养丰富，忌食生冷及辛辣之品。

【规格】每片重 0.25g。

【贮藏】密封。

【临床报道】从临床选择典型的慢性盆腔炎患者 120 例，随机抽样分为 3 组，每组均为 40 例。A 组采用妇炎康片配合 GP-3 型盆腔炎治疗仪治疗，B 组单用妇炎康治疗，C 组单用 GP-3 型盆腔炎治疗仪治疗。结果：A 组治愈 34 例，疗程平均为 10d，B 组治愈 15 例，疗程平均为 30d，C 组治愈 20 例，疗程平均为 20d，与 B、C 组比较，A 组疗效佳、疗程短，差异显著（$P < 0.05$）[1]。

【参考文献】

[1] 李淑文．妇炎康片配合治疗仪治疗慢性盆腔炎疗效观察 [J]．中医药信息，2006，23（6）：7-8.

抗宫炎片（胶囊、颗粒）

【处方】广东紫珠、益母草、乌药。

【功能与主治】清热，祛湿，化瘀，止带。用于湿热下注所致的带下病，症见赤白带下、量多臭味；宫颈糜烂见上述证候者。

【用法与用量】

片剂：口服。一次 6 片，一日 3 次。

胶囊：口服。一次 3 粒，一日 3 次；或遵医嘱。

颗粒剂：开水冲服。一次 1 袋，一日 3 次。

【注意事项】

1．寒湿带下者慎用。

2．本品含活血通经之品，孕妇忌服。

3．服后偶见头晕，可自行消失，不必停药。

4. 忌食辛辣、厚味之品。

【规格】

片剂：薄膜衣片，每片重 0.26g（含干浸膏 0.25g）。

胶囊：每粒装 0.5g。

颗粒剂：每袋装 10g。

【贮藏】密封。

【临床报道】妇科炎症 393 例采用抗宫炎片治疗，其中慢性盆腔炎者 102 例，结果：治愈 260 例，有效 86 例，总有效率为 88%[1]。

【参考文献】

[1] 李迪，孙聪. 抗宫炎片治疗妇科慢性炎症 393 例效果观察 [J]. 滨州医学院学报，2002，25（1）：78.

宫血宁胶囊

【处方】重楼。

【功能与主治】凉血止血，清热除湿，化瘀止痛。用于崩漏下血，月经过多，产后或流产后宫缩不良出血及子宫功能性出血属血热妄行者，以及慢性盆腔炎之湿热瘀结证所致少腹痛、腰骶痛、带下增多。

【用法与用量】

月经过多或子宫出血期：口服。一次 1～2 粒，一日 3 次，血止停服。

慢性盆腔炎：口服。一次 2 粒，一日 3 次，4 周为一疗程。

【注意事项】

1. 本品凉血止血，脾虚、肾虚、血瘀证出血者忌用。

2. 饮食忌肥甘厚味及辛辣之品。

3．妊娠期出血忌用。暴崩者慎用。

4．胃肠道疾病、脾胃虚寒者慎用，或减少服量。

【规格】每粒装 0.13g。

【贮藏】密封。

【临床报道】共观察慢性盆腔炎病例 146 例，分为两组，其中试验组 101 例，对照组 45 例。试验组用宫血宁胶囊，对照组用妇炎净胶囊。试验组在服药 2 周后对症状和体征即有所改善，服药 4 周后疗效显著，特别是对子宫一侧或两侧片增厚体征的改善显著优于对照组；对下腹痛、下坠、腰骶酸痛等症状和子宫、双附件压痛也有明显的改善作用。而且经过统计检验后，两组患者治疗效果无显著性差异，说明宫血宁胶囊治疗慢性盆腔炎与妇炎净疗效相近，临床可用于慢性盆腔炎的治疗 [1]。

【参考文献】

[1] 朱粉琴．宫血宁胶囊治疗慢性盆腔炎疗效观察 [J]．中国乡村医药杂志，2005，12（12）：20-21．

妇炎净胶囊

【处方】苦玄参、当归、地胆草、鸡血藤、两面针、横经席、柿叶、薪茸、五指毛桃。

【功能与主治】清热祛湿，调经止带。用于湿热蕴结所致的带下病、月经不调、痛经；慢性盆腔炎、附件炎见上述证候者。

【用法与用量】口服。一次 3 粒，一日 3 次。

【注意事项】

1．忌辛辣、生冷、油腻食物。

2．有高血压、心脏病、肝病、糖尿病、肾病等慢性病严重者应在医师指导下服用。

3．孕妇慎用。少女、绝经后患者及脾虚大便溏者均应在医师指导下服用。

4．伴有赤带者，应去医院就诊。

5．经期腹痛喜按、经色淡，或经期腹痛拒按伴畏寒肢凉者不宜选用。

6．月经过多或腹痛较重者，应及时去医院就诊。

7．平素月经正常，突然出现月经过少，或经期错后，或阴道不规则出血者，应去医院就诊。

8．服药 2 周症状无缓解者，应去医院就诊。

9．对本品过敏者禁用，过敏体质者慎用。

10．本品性状发生改变时禁止使用。

11．请将本品放在儿童不能接触的地方。

12．如正在使用其他药品，使用本品前请咨询医师或药师。

【规格】每粒装 0.4g。

【贮藏】密封。

复方杏香兔耳风颗粒

【处方】杏香兔耳风、白术（漂）。

【功能与主治】清热化湿，祛瘀生新。用于湿热下注所致的带下，症见带下量多、色黄，小腹隐痛；宫颈糜烂、阴道炎、慢性盆腔炎见上述证候者。

【用法与用量】开水冲服。一次 18g，一日 2 次。

【注意事项】

1．本品清热利湿解毒，寒湿证带下病慎用。

2．饮食宜清淡，忌辛辣、厚味之品以免助湿生热。

【规格】每袋装 18g（含生药 35g）。

【贮藏】密封。

坤复康胶囊（片）

【处方】赤芍、苦参、香附、猪苓、女贞子、南刘寄奴、乌药、粉萆薢、萹蓄。

【功能与主治】活血化瘀，清利湿热。用于气滞血瘀，湿热蕴结所致的带下量多，下腹隐痛。

【用法与用量】

胶囊：口服。一次 3～4 粒，一日 3 次。

片剂：口服。一次 3～4 粒，一日 3 次。

【禁忌】孕妇禁用。

【注意事项】

1．忌食辛辣、生冷、油腻食物。

2．患有其他疾病者，应在医师指导下服用。

3．脾虚大便溏者慎用。

4．带下清稀者不宜选用。伴有赤带者，应去医院就诊。

5．服药 2 周症状无缓解者，应去医院就诊。

6．对本品过敏者禁用，过敏体质者慎用。

7．本品性状发生改变时禁止使用。

8．请将本品放在儿童不能接触的地方。

9．如正在使用其他药品，使用本品前请咨询医师或药师。

【规格】

胶囊：每粒装 0.38g。

片剂：每粒装 0.4g。

【贮藏】密闭，防潮。

【临床报道】258 例慢性盆腔炎患者口服坤复康胶囊，15 天为一疗程。痊愈率达 80.6%，总有效率达 90.2%。说明坤复康胶囊治疗慢性盆腔炎治愈率高、安全、有效[1]。

【参考文献】

[1] 张慧 . 坤复康胶囊治疗慢性盆腔炎的疗效观察 [J]. 医学信息，2011，24（5）：3187.

妇平胶囊

【处方】金荞麦、紫花地丁、莪术、败酱草、杠板归、大血藤、一枝黄花。

【功能与主治】清热解毒。用于下焦湿热所致之带下量多，色黄质黏，尿黄便干。

【用法与用量】口服。一次 2 粒，一日 3 次。

【禁忌】孕妇禁用。

【注意事项】

1. 忌食辛辣、生冷、油腻食物。

2. 妇女经期、哺乳期及月经过多者慎用。

3. 患有其他疾病者，应在医师指导下服用。

4. 脾虚大便溏者慎用。

5. 带下清稀者不宜选用。伴有赤带者，应去医院就诊。

6. 服药 7 天症状无缓解者，应去医院就诊。

7. 对本品过敏者禁用，过敏体质者慎用。

8. 本品性状发生改变时禁止使用。

9．请将本品放在儿童不能接触的地方。

10．如正在使用其他药品，使用本品前请咨询医师或药师。

【规格】每粒装 0.45g。

【贮藏】密封。

【临床报道】用阴道超声及妇科体检观察 73 例慢性盆腔炎患者服用妇平胶囊治疗 1 个月后临床症状及体征变化情况。结果发现 73 例患者中，痊愈 11 例，有效 52 例，无效 10 例，总有效率 86%，故认为妇平胶囊可用于治疗慢性盆腔炎，且疗效显著。本品有清热解毒、化瘀消肿、抗菌、抗炎及解热作用[1]。

【参考文献】

[1] 卢彩玲. 妇平胶囊治疗慢性盆腔炎 73 例临床观察 [J]. 现代中西医结合杂志，2006，15（13）：1721-1722.

妇炎消胶囊

【处方】酢浆草、败酱草、天花粉、大黄、牡丹皮、苍术、乌药。

【功能与主治】清热解毒，行气化瘀，除湿止带。用于妇女生殖系统炎症，痛经带下。

【用法与用量】口服。一次 3 粒，一日 3 次。

【禁忌】孕妇及哺乳期妇女禁用。

【注意事项】

1．忌食辛辣、生冷、油腻食物。

2．患有其他疾病者应在医师指导下服用。

3．脾虚大便溏者慎用。

4．带下清稀者不宜选用。带下伴阴痒或有赤带者，应去医院就诊。

5．严格按照用法用量服用，服药 2 周症状无缓解者，应去医院就诊。本品不宜长期服用。

6．对本品过敏者禁用，过敏体质者慎用。

7．本品性状发生改变时禁止使用。

8．请将本品放在儿童不能接触的地方。

9．如正在使用其他药品，使用本品前请咨询医师或药师。

【规格】每粒装 0.45g。

【贮藏】密封。

【临床报道】在应用本药治疗的 101 例慢性盆腔炎患者中，有 22 例患者主要症状全部消失，妇科查体阳性体征消失；有 39 例患者主要症状大部分消失，阳性体征明显好转；32 例患者主要症状有好转，体征减轻；8 例患者症状及体征无明显改善[1]。

【参考文献】

[1] 张冠莉．妇炎消胶囊治疗慢性盆腔炎临床疗效观察 [J]．实用医技杂志，2005，12（4）：911．

康妇灵胶囊

【处方】杠板归、苦参、黄柏、鸡血藤、益母草、红花、龙胆、土茯苓、当归。

【功能与主治】清热燥湿，活血化瘀，调经止带。用于湿热下注所致的带下量多，月经量少、后错，痛经。

【用法与用量】口服。一次 3 粒，一日 3 次。

【禁忌】孕妇禁用。

【注意事项】

1．忌食辛辣、生冷、油腻食物。

2．患有其他疾病者，应在医师指导下服用。

3．带下清稀者不宜选用。带下伴阴痒或有赤带者，应去医院就诊。

4．伴有尿频、尿急、尿痛者，应去医院就诊。

5．平素月经正常，突然出现月经量少，或月经错后，或阴道不规则出血者，应去医院就诊。

6．服药2周症状无缓解者，应去医院就诊。

7．对本品过敏者禁用，过敏体质者慎用。

8．本品性状发生改变时禁止使用。

9．请将本品放在儿童不能接触的地方。

10．如正在使用其他药品，使用本品前请咨询医师或药师。

【规格】 每粒装 0.4g。

【贮藏】 密封。

妇康口服液

【处方】 忍冬藤、鳖甲、连翘、草红藤、蒲公英、紫花地丁、大青叶、升麻、蒲黄、椿皮、茵陈、海金沙。

【功能与主治】 清热利湿，活血止痛。用于湿热蕴结所致的带下异常、腰腹疼痛的辅助治疗。

【用法与用量】 口服。一次 10～20ml，一日 3～4 次。

【禁忌】 经期、孕期妇女禁用。

【注意事项】

1．忌食辛辣、生冷、油腻食物。

2．患有糖尿病或其他疾病者，应在医师指导下服用。

3．便溏或月经量多者不宜服用。

4．带下清稀者不宜选用。

5．带下伴阴痒或有赤带、或腰腹疼痛严重者应去医院就诊。

6．服药 2 周症状无缓解者，应去医院就诊。

7．对本品过敏者禁用，过敏体质者慎用。

8．本品性状发生改变时禁止使用。

9．请将本品放在儿童不能接触的地方。

10．如正在使用其他药品，使用本品前请咨询医师或药师。

【规格】每支装 10ml。

【贮藏】密闭。

【临床报道】用妇康口服液治疗盆腔炎患者 160 例，其中急性炎症 65 例，慢性炎症 95 例。全部患者均给予休息、加强营养、控制感染等对症支持治疗，同时应用妇康口服液 10～20ml，口服，3 次 /d，急性盆腔炎患者连续规律用药 2 周为 1 个疗程；慢性盆腔炎患者 4 周为 1 个疗程。急性盆腔炎治愈率为 86.1%，有效率为 13.9%。慢性盆腔炎治愈率为 92.6%，有效率为 7.4%。160 例患者均未见不良反应，治愈 144 例，总治愈率为 90.0%。对盆腔结核、子宫内膜异位症患者效果欠佳[1]。

【参考文献】

[1] 刘小玲，劳海陶，程简 . 妇康口服液治疗盆腔炎 160 例临床分析 [J] . 药物与临床，2009，6（22）：86-87.

康妇消炎栓

【处方】苦参、败酱草、地丁、穿心莲、蒲公英、猪胆粉、紫草、芦荟。

【功能与主治】 清热解毒，利湿散结，杀虫止痒。用于湿热、湿毒所致的腰痛、小腹痛、带下病、阴痒、阴蚀。

【用法与用量】 直肠给药。一次1粒，一日1～2次。

【规格】 每粒重2.8g。

【贮藏】 密闭，置阴凉干燥处（不超过20℃）。

【临床报道】 将280例入选患者随机分为2组，治疗组150例给予康妇消炎栓塞肛，对照组130例口服抗生素，观察康妇消炎栓治疗慢性盆腔炎的临床疗效。结果：治疗组总有效率为92%，对照组总有效率为68%，两组总有效率比较差异有显著性。故认为康妇消炎栓塞肛治疗慢性盆腔炎，疗效优于口服抗生素[1]。

【参考文献】

[1] 聂树霞. 康妇消炎栓治疗慢性盆腔炎280例疗效分析 [J].
中国民族民间医药，2009，18（15）：69-70.

2. 气滞血瘀证

血府逐瘀丸（口服液、胶囊、片、颗粒）

【处方】 柴胡、当归、地黄、赤芍、红花、炒桃仁、麸炒枳壳、甘草、川芎、牛膝、桔梗。

【功能与主治】 活血祛瘀，行气止痛。用于气滞血瘀所致的胸痹，头痛日久、痛如针刺而有定处，内热烦闷，心悸失眠，急躁易怒。

【用法与用量】

丸剂：空腹，用红糖水送服。规格（1）大蜜丸，一次1～2

丸，规格（2）水蜜丸，一次6～12g，规格（3）水丸，一次1～2袋，规格（4）小蜜丸，一次9～18g（45～90丸），一日2次。

口服液：口服。一次10ml，一日3次；或遵医嘱。

胶囊：口服。一次6粒，一日2次，1个月为一疗程。

片剂：口服。一次2～3片，一日2～3次。

颗粒剂：口服。一次1袋，一日3次。

【注意事项】

1．气虚血瘀者慎用。

2．本品含活血行气药物，孕妇忌用。

3．忌食生冷、油腻之品。

4．体弱无瘀者不宜使用。

5．在治疗期间，若心痛持续发作，宜加用硝酸酯类药物。如出现剧烈心绞痛、心肌梗死，应及时急诊救治。

【规格】

丸剂：（1）每丸重9g，（2）每60粒重6g，（3）每67丸约重1g，（4）每100丸重20g。

口服液：每支装10ml。

胶囊：每粒装0.4g。

片剂：每片重0.45g。

颗粒剂：每袋装5g。

【贮藏】 密闭，防潮。

【药理毒理】 血府逐瘀胶囊有改变血液流变学、抑制血小板活性及调节血管内皮细胞分泌功能的作用。

·**改变血液流变学** 通过血府逐瘀汤对大鼠红细胞变形能力

和全血黏度的影响，反映此药方能明显降低全血和血液黏度，显著延长凝血时间[1]。

·**抑制血小板活性** 通过临床有效病例的含药血清，可以部分改善心肌缺血大鼠体外的血小板活化状态，提示本方确实含有抗血小板活化的有效成分，且此成分能经胃肠吸收入血[2]。

·**调节血管内皮细胞分泌功能** 经动物实验表明血府逐瘀汤能明显降低造型兔血管内皮素（ET）含量，升高前列腺素（PGI_2）含量，提示该方具有舒张血管，降低血管阻力，改善微循环的作用机理，可能是其具有抑制内皮细胞分泌 ET，促进内皮细胞分泌 PGI_2 的作用[3]。

【参考文献】

[1] 彭康，郑有顺. 血府逐瘀汤对红细胞变形性及全血黏度的影响[J]. 实用中西医结合杂志，1991，4（8）：495-496.

[2] 雷燕，陈可冀，李中文，等. 血府逐瘀浓缩丸抗血小板活化的临床疗效及体外血清药理作用的相关性研究[J]. 中国中西医结合杂志，2004，22（4）：270-273.

[3] 王奇，陈云波，梁伟雄，等. 血瘀证兔模型血管内皮细胞内分泌功能变化及血府逐瘀汤作用的影响[J]. 中国中医基础医学杂志，1998.

抗妇炎胶囊

【处方】 苦参、杠板归、黄柏、连翘、益母草、赤豆、艾叶、当归、乌药。

【功能与主治】 活血化瘀，清热燥湿。用于湿热下注所致的白带量多、阴痒、痛经。

【用法与用量】口服。一次 4 粒，一日 3 次。

【禁忌】孕妇禁用。

【注意事项】

1．忌食辛辣、生冷、油腻食物。

2．患有其他疾病者应在医师指导下服用。

3．外阴白色病变、糖尿病所致的瘙痒不宜服用。

4．带下清稀者不宜选用。伴有赤带者，应去医院就诊。

5．服药 2 周症状无缓解者，应去医院就诊。

6．对本品过敏者禁用，过敏体质者慎用。

7．本品性状发生改变时禁止使用。

8．请将本品放在儿童不能接触的地方。

9．如正在使用其他药品，使用本品前请咨询医师或药师。

【规格】每粒装 0.35g。

【贮藏】密封。

加味八珍益母膏

【处方】益母草、人参、茯苓、白术（炒）、甘草、熟地黄、当归、赤芍、川芎、桃仁（制）、红花、丹参、泽兰、炮姜、香附（制）。

【功能与主治】活血养血，补气调经。用于瘀血内阻、气血不足所致的月经不调、闭经、痛经、产后恶露不绝，症见月经期错后、经水量少、有血块或淋漓不净、经闭不行、行经腹痛、拒按、产后恶露不净。

【用法与用量】口服。一次 10～15g，一日 2 次。

【注意事项】

1．本药具养血活血、补气调经之功，故寒凝血瘀者不宜服用。

2．血热所致月经提前、月经过多者不宜服用。

3．因本方具有活血化瘀之品，孕妇忌用。

4．本方为膏剂，糖尿病患者慎用。

5．服药时忌食寒凉、油腻之品。

【规格】 每瓶装（1）150g，（2）13g。

【贮藏】 密封。

丹桃合剂

【处方】 桃仁、丹皮、柴胡、忍冬藤、蒲公英、枳实、甘草。

【功能与主治】 活血化瘀，清解郁热，行气止痛。用于缓解湿热蕴结所致的带下量多、小腹或腰骶疼痛。

【用法与用量】 口服。一次20ml，一日3次，1个月为一疗程。

【禁忌】 孕妇禁用。

【注意事项】

1．忌食辛辣、生冷、油腻食物。

2．患有糖尿病或其他疾病者，应在医师指导下服用。

3．带下清稀，无臭气者不宜选用。

4．便溏或月经量多者不宜服用。

5．带下伴阴痒或有赤带者，应去医院就诊。

6．伴有尿频、尿急、尿痛者，应去医院就诊。

7．对本品过敏者禁用，过敏体质者慎用。

8．本品性状发生改变时禁止使用。

9．请将本品放在儿童不能接触的地方。

10．如正在使用其他药品，使用本品前请咨询医师或药师。

【规格】（1）每支装 10ml，（2）每瓶装 200ml。

【贮藏】密封。

宫炎康胶囊（颗粒）

【处方】当归、赤芍、北败酱、香附（醋制）、炮姜、泽兰、川芎、红花、柴胡、海藻、车前子（盐炙）、延胡索。

【功能与主治】活血化瘀，解毒消肿。用于慢性盆腔炎。

【用法与用量】

胶囊：口服。一次6粒，一日2次。

颗粒剂：开水冲服。一次18g，一日2次。

【规格】

胶囊：每粒装 0.4g。

颗粒剂：每袋装 9g。

【贮藏】密封。

3．寒湿瘀滞证

桂枝茯苓丸

【处方】桂枝、茯苓、牡丹皮、赤芍、桃仁。

【功能与主治】活血，化瘀，消癥。用于妇人宿有癥块，或血瘀经闭，经行腹痛，产后恶露不尽。

【用法与用量】口服。规格（1）大蜜丸，一次1丸；规格（2）水蜜丸，一次4g；规格（3）浓缩水丸，一次9丸；规格（4）浓缩水丸，一次6丸，一日1～2次。

【注意事项】

1．本品活血、化瘀、消癥，体弱、阴道出血量多者忌用。

2．素有癥瘕、妊娠后漏下不止、胎动不安者，需经医师诊断认可后服用，以免误用伤胎。

3．调和情志，保持心情舒畅。

4．经期及经后 3 天停服。

5．忌食生冷、肥腻、辛辣之品。

【规格】（1）每丸重 6g，（2）每 100 丸重 10g，（3）素丸，每 10 丸重 1.5g，（4）素丸，每 10 丸重 2.2g。

【贮藏】密封。

【药理毒理】主要有改善血液流变性，抗血小板聚集，调节内分泌功能，抗炎，镇痛，镇静，抗肿瘤等作用[1]。本方抗炎作用的主要途径不是通过垂体－肾上腺系统的调节，而是对炎症过程中的许多环节起直接对抗作用所致[2]。

【临床报道】临床上用加味桂枝茯苓丸治疗 64 例慢性盆腔炎患者，对照组以青霉素等抗生素常规治疗，治疗组有效率为89.06%，对照组有效率为 66.0%[3]。

【参考文献】

[1] 王丹．桂枝茯苓丸对糖皮质激素所致的瘀血模型小鼠的红细胞膜唾液酸酶异常的恢复作用 [J]．国外医学中医中药分册，2002，24（1）：40-42.

[2] 侯莉莉．桂枝茯苓丸的药理实验研究 [J]．河北中医，1997，19（6）：45-46.

[3] 庞相荣．桂枝茯苓丸加味治疗慢性盆腔炎 64 例 [J]．河南中医学院学报，2009，24（2）：67-68.

桂枝茯苓胶囊

【处方】桂枝、茯苓、牡丹皮、桃仁、白芍。

【功能与主治】活血,化瘀,消癥。用于妇人瘀血阻络所致癥块、经闭、痛经、产后恶露不尽;子宫肌瘤,慢性盆腔炎包块,痛经,子宫内膜异位症,卵巢囊肿见上述证候者;也可用于女性乳腺囊性增生病属瘀血阻络证,症见乳房疼痛、乳房肿块、胸胁胀闷;或用于前列腺增生属瘀阻膀胱证,症见小便不爽、尿细如线、或点滴而下,小腹胀痛者。

【用法与用量】口服。一次 3 粒,一日 3 次,饭后服。前列腺增生疗程 8 周,其余适应证疗程 12 周;或遵医嘱。

【注意事项】

1. 本品活血、化瘀、消癥,体弱、阴道出血量多者忌用。

2. 素有癥瘕,妊娠后漏下不止,胎动不安者,需经医师诊断认可后服用,以免误用伤胎。

3. 调和情志,保持心情舒畅。

4. 经期及经后 3 天停服。

5. 忌食生冷、肥腻、辛辣之品。

【规格】每粒装 0.31g。

【贮藏】密封。

少腹逐瘀丸(颗粒、胶囊)

【处方】当归、蒲黄、五灵脂(醋炒)、赤芍、小茴香(盐炒)、延胡索(醋制)、没药(炒)、川芎、肉桂、炮姜。

【功能与主治】温经活血,散寒止痛。用于寒凝血瘀所致的月经后期、痛经、产后腹痛，症见行经后错，行经小腹冷痛，经血紫黯、有血块，产后小腹疼痛喜热、拒按。

【用法与用量】

丸剂：温黄酒或温开水送服。一次1丸，一日2～3次。

颗粒剂：规格（1）开水冲服，一次1.6g，一日2～3次；规格（2）用温黄酒或温开水送服，一次5g，一日3次；或遵医嘱。

胶囊：温开水送服。一次3粒，一日3次；或遵医嘱。

【注意事项】

1．本品温经散寒、活血化瘀，湿热为患、阴虚有热者忌用。

2．治疗产后腹痛应排除胚胎或胎盘组织残留。服药后腹痛不减轻时，应请医师诊治。

3．本品含有活血药物，孕妇慎用。

4．服药期间忌食寒凉之品。

5．患外感时不宜用。

【规格】

丸剂：每丸重9g。

颗粒剂：每袋装（1）1.6g，（2）5g。

胶囊：每粒装0.45g。

【贮藏】密封。

4. 肾虚血瘀证

妇宝颗粒

【处方】地黄、白芍（酒炒）、杜仲叶（盐水炒）、续断、侧柏叶（炒）、莲房（炭）、延胡索（醋制）、川楝子（炒）、红藤、忍冬藤、麦冬、甘草。

【功能与主治】 益肾和血，理气止痛。用于肾虚夹瘀所致的带下病、少腹疼痛，症见腰酸腿软、小腹胀痛；慢性盆腔炎、附件炎见上述证候者。

【用法与用量】 用开水冲服。一次 20g 或 10g（无蔗糖），一日 2 次。

【注意事项】

1．本品用于肾虚夹瘀，虚寒腹痛及湿热带下者慎用。

2．孕妇忌用。

3．饮食宜营养丰富，忌食生冷及辛辣之品。

【规格】 每袋装（1）10g，（2）5g（无蔗糖）。

【贮藏】 密封。

【药理毒理】 本品具有抗炎、镇痛、止血、提高免疫功能等作用。

·**抗炎作用** 本品灌胃给药能抑制蛋清所致大鼠足肿胀、抑制醋酸所致小鼠腹腔毛细血管通透性增加和二甲苯所致的小鼠耳肿胀[1]。

·**镇痛作用** 本品灌胃给药能减少醋酸所致小鼠扭体次数[1]。

·**止血作用** 本品灌胃给药可缩短小鼠出、凝血的时间[1]。

·**提高免疫功能** 本品灌胃给药能增加 2，4- 二硝基氯苯所致的小鼠耳肿胀和小鼠吞噬系数[1]。

【临床报道】 评价妇宝颗粒治疗盆腔炎、附件炎、子宫内膜炎的临床疗效。采用开放随机对照法，治疗组口服妇宝颗粒，对照组口服妇乐冲剂，7d 为一疗程，共 3 个疗程。结果：治疗 1 个疗程后两组患者症状体征有所改善，对下腹酸痛、下坠症状的改善，治疗组优于对照组，具有非常显著性意义；2 个疗程后，症状体征明显改善，对白带增多的疗效，对照组优于治疗组，具有非常显著性意义；3个疗程后，两种药物对患者症状体征的改善效果相近。结论：妇宝颗粒治疗盆腔炎、附件炎、子宫内膜炎与妇乐冲剂疗效相近，临床上可用于上述炎症的治疗[2]。

【参考文献】

[1] 朱社敏，匡荣，薛冬，等.妇宝颗粒的主要药效学研究 [J].中国现代应用药学杂志，2004，21（3）：176-179.

[2] 周德平，刘长荣，李永碧，等.妇宝颗粒临床疗效观察 [J].中国药业，2002，11（11）：59-60.

天紫红女金胶囊

【处方】 黄芪（炙）、党参、山药（酒炒）、白术、茯苓、甘草（炙）、当归、熟地黄、白芍、川芎、阿胶（炒珠）、酸枣仁（盐炙）、肉桂、杜仲（盐炙）、桑寄生、牛膝、益智仁（盐炙）、续断（酒炙）、肉苁蓉、香附（醋盐炙）、砂仁（去壳盐炙）、丁香、小茴香（盐炙）、木香、陈皮、益母草、延胡索（醋炙）、三七（熟）、海螵蛸、地榆（醋炙）、艾叶（醋炙）、荆芥（醋炙）、黄芩（酒炙）、麦冬、白薇、椿皮。

【功能与主治】 益气养血，补肾暖宫。用于气血两亏，肾虚宫冷，月经不调，崩漏带下，腰膝冷痛，宫冷不孕。

【用法与用量】 口服。一次3粒，一日2～3次。

【注意事项】

1．阴虚血热导致的月经不调、崩漏不宜使用。

2．孕妇禁用。

3．用药后症状不减者，请医师诊治。

4．服药期间禁食生冷之物。

【规格】 每粒装 0.35g。

【贮藏】 密封。

【临床报道】 应用天紫红女金胶囊治疗 30 例慢性盆腔炎患者，治愈 10 例，显效 11 例，有效 5 例，总有效率 86.67%。其中属肾虚者 10 例，治愈 4 例，显效 3 例，有效 2 例[1]。

【参考文献】

[1] 侯雁．天紫红女金胶囊治疗慢性盆腔炎 30 例临床观察 [J]．北京中医杂志，2003，22（2）：62-63.

5．气虚血瘀证

定坤丹

【处方】 熟地黄、当归、白芍、阿胶、红参、白术、鹿茸、鹿角霜、枸杞子、西红花、鸡血藤、三七、川芎、茺蔚子、香附、延胡索、黄芩。

【功能与主治】 滋补气血，调经舒郁。用于气血两虚、气滞血瘀所致的的月经不调、行经腹痛、崩漏下血、赤白带下、血晕血脱、产后诸虚、骨蒸潮热。

【用法与用量】 口服。一次半丸至 1 丸，一日 2 次。

【注意事项】

1．出现血晕血脱时，应中西医结合救治。

2．伤风感冒时停服。

3．饮食宜清淡，忌生冷、油腻及刺激性食物。

4．孕妇禁用。

5．崩漏患者用药后症状不减者，请医师诊治。

【规格】每丸重 10.8g。

【贮藏】密封。

止痛化癥胶囊

【处方】党参、黄芪（蜜炙）、当归、鸡血藤、白术（炒）、山药、芡实、丹参、延胡索、三棱、莪术、土鳖虫、蜈蚣、全蝎、川楝子、鱼腥草、败酱草、炮姜、肉桂。

【功能与主治】益气活血，散结止痛。用于气虚血瘀所致的月经不调、痛经、癥瘕，症见行经后错、经量少有血块、经行小腹疼痛、腹有癥块；慢性盆腔炎见上述证候者。

【用法与用量】口服。一次 4～6 粒，一日 2～3 次。

【注意事项】

1．本品为气虚血瘀所设，故单纯气血不足所致月经不调，痛经忌用。

2．本品含有理气活血之品，有碍胎气，孕妇忌用。

3．服药期间忌食生冷食品。

4．患有外感时忌服。

【规格】每粒装 0.3g。

【贮藏】密封。

【临床报道】应用止痛化癥胶囊治疗 68 例慢性盆腔炎患者，痊愈 50 例，占 73.53%；有效 17 例，占 25.00%；总有效率为 98.53%[1]。

【参考文献】

[1] 王书杰，王丽萍．止痛化癥胶囊治疗慢性盆腔炎疗效观察 [J]．时珍国医国药，2001，12（6）：535．

妇康丸

【处方】当归（酒炙）、白芍（酒炙）、川芎（酒炙）、熟地黄、党参、白术（土炒）、茯苓、甘草、山茱萸（蒸）、苍术（米甘水炙）、益母草、桃仁（去皮尖，炒）、蒲黄、五灵脂（醋炙）、延胡索（醋炙）、乳香（麸炒）、没药（麸炒）、川牛膝、三棱（醋炙）、大黄（制）、香附、乌药（醋炙）、木香、陈皮、青皮（醋炙）、高良姜、羌活、木瓜、地榆（炭）。

【功能与主治】益气养血，行气化瘀。用于气血不足、虚中夹瘀、寒热错杂的腹痛、产后恶露不绝，症见产后小腹疼痛、胁痛、胁胀、恶露不止、大便秘结等症。

【用法与用量】口服。一日 2 次，首次服通气丸 1 袋，以后 5 次，一次服妇康丸蜜丸 2 丸，或水蜜丸 1 袋，温开水或黄酒送服。

【注意事项】

1．本品益气养血、行气化瘀，血热证恶露不绝者忌用。

2．产后大出血者慎用。

3．服药期间，忌食辛辣、生冷、鲜物、腥荤之品。

【规格】蜜丸，每丸重 9g，水蜜丸，每袋装 9g。

【贮藏】密封。

丹黄祛瘀胶囊（片）

【处方】黄芪、丹参、党参、山药、土茯苓、当归、鸡血藤、芡实、鱼腥草、三棱、莪术、全蝎、败酱草、肉桂、白术、炮姜、土鳖虫、延胡索、川楝子、苦参。

【功能与主治】活血止痛，软坚散结。用于气虚血瘀、痰湿凝滞引起的慢性盆腔炎，症见白带增多者。

【用法与用量】

胶囊：口服。一次 2～4 粒，一日 2～3 次。

片剂：口服。一次 2～4 片，一日 2～3 次。

【禁忌】 孕妇忌服。

【规格】

胶囊：每粒装 0.4g。

片剂：每片重 0.4g。

【贮藏】 密封。

6. 其它类型

愈带丸

【处方】 当归、白芍、熟地黄、香附（醋炙）、木香、艾叶（炒炭）、干姜（微炒）、肉桂（炒焦）、知母、黄柏、牛膝、蒲黄（炒）、棕榈炭、百草霜、鸡冠花、芍药花、甘草（炙）。

【功能与主治】 养血柔肝，固经止带。用于血虚肝郁所致的月经不调、带下病，症见月经先后不定期、赤白带下、头晕目眩、神疲乏力、胸闷不舒。

【用法与用量】 口服。一次 6g，一日 2 次。

【注意事项】

1. 本品养血调肝，若脾肾两虚证者忌用。

2. 本品含活血通经之品，孕妇忌用。

3. 忌食生冷、油腻之品。

【规格】 每 100 粒重 6g。

【贮藏】密封。

妇良片

【处方】当归、熟地黄、白芍、阿胶（海蛤粉炒珠）、白术、山药、续断、白芷、地榆（炒）、血余炭、牡蛎（煅）、海螵蛸。

【功能与主治】补血健脾，固经止带。用于血虚脾弱所致月经不调、带下病，症见月经过多、持续不断、崩漏色淡、经后少腹隐痛、头晕目眩、面色无华，或带多清稀。

【用法与用量】口服。一次4～6片，一日3次。

【注意事项】

1．暴崩者慎用。

2．湿热下注，带黄腥臭者禁用。

3．血热证慎用。

4．糖尿病患者慎用。

【规格】片芯重0.3g。

【贮藏】密封。

附二

治疗盆腔炎性疾病的常用中成药简表

疾病	证型	药物名称	功能	主治病症	用法用量	备注
盆腔炎性疾病	热毒炽盛证	康妇炎胶囊	清热解毒，化瘀行滞，除湿止带。	用于湿热蕴结所致的带下量多，月经量少、后错，痛经。	口服。一次3粒，一日2次。	医保

续表

疾病	证型	药物名称	功能	主治病症	用法用量	备注
盆腔炎性疾病	热毒炽盛证	杏香兔耳风片	清热解毒，祛瘀生新。	用于湿热下注所致的带下病，症见带下量多、色黄、小腹隐痛；宫颈糜烂见有上述证候者。	口服。一次4～6片，一日3次，30天为一疗程。	药典
		妇炎舒胶囊（片）	清热凉血，活血止痛。	用于妇女湿热下注所致的带下量多，或伴有小腹隐痛。	胶囊：口服。一次5粒，一日3次。 片剂：口服。一次4片，一日3次。	胶囊：医保 片剂：医保
	湿热瘀结证	妇乐颗粒（胶囊、片）	清热凉血，化瘀止痛。	用于瘀热蕴结所致的带下病，症见带下量多、色黄、少腹疼痛；慢性盆腔炎见上述证候者。	颗粒剂：开水冲服。一次12g，一日2次。 胶囊：口服。一次6粒，一日2次。 片剂：口服。一次5片，一日2次。	颗粒剂：药典，医保 胶囊：医保 片剂：医保
		妇科千金片（胶囊）	清热除湿，益气化瘀。	用于湿热瘀阻所致的带下病、腹痛，症见带下量多、色黄质稠、臭秽、小腹疼痛、腰骶酸痛、神疲乏力；慢性盆腔炎、子宫内膜炎、慢性宫颈炎见上述证候者。	片剂：口服。一次6片，一日3次。 胶囊：口服。一次2粒，一日3次，14天为一疗程；温开水送服。	片剂：药典，基药，医保 胶囊：基药，社保，医保
		花红片（颗粒、胶囊）	清热解毒，燥湿止带，祛瘀止痛。	用于湿热瘀滞所致带下病、月经不调，症见带下量多、色黄质稠、小腹隐痛、腰骶酸痛、经行腹痛；慢性盆腔炎、附件炎、子宫内膜炎见上述证候者。	片剂：规格（1）、（2）口服。一次4～5片，一日3次，7天为一疗程，必要时可连服2～3个疗程，每疗程之间停药3天。 颗粒剂：开水冲服。规格（1）一次1袋，规格（2）一次10g，一日3次，7天为一疗程，必要时可连服2～3个疗程，每疗程之间停药3天。	片剂：药典，基药，医保 颗粒剂：药典，医保，基药 胶囊：医保，基药

疾病	证型	药物名称	功能	主治病症	用法用量	备注
盆腔炎性疾病	湿热瘀结证				胶囊：口服。一次3粒，一日3次，7天为一疗程，必要时可连服2～3疗程，每疗程之间停药3天。	
		金英胶囊	清热解毒，祛湿止带。	用于慢性盆腔炎属湿热蕴结证者，症见下腹、腰骶部胀痛不适，带下量多，色黄质稠，或伴低热起伏，神疲乏力，经前腹痛加重，月经量多或经期延长，小便黄赤，舌苔黄腻。	口服。一次4粒，一日3次，疗程4周。	
盆腔炎性疾病后遗症	湿热瘀结证	潮安胶囊	活血化瘀，清热凉血。	用于血热瘀阻所致的妇人腹痛，症见行经腹痛、拒按、平日小腹疼痛、有灼热感、带下量多、色黄。	口服。一次3～5粒，一日3次。	药典
		金刚藤糖浆（丸、颗粒、胶囊、片）	清热解毒，消肿散结。	用于附件炎和附件炎性包块及妇科多种炎症。	糖浆：口服，一次20ml，一日3次。 丸剂：口服。一次4g，一日3次。 颗粒剂：开水冲服。一次1袋，一天2次。 胶囊：口服。一次4粒，一日3次。 片剂：口服。一次4片，一日3次。	糖浆：药典，医保，基药 丸剂：医保 颗粒剂：医保 胶囊：医保 片剂：医保
		宫炎平片（胶囊）	清热利湿，祛瘀止痛，收敛止带。	用于湿热瘀阻所致小腹隐痛、带下病，症见小腹隐痛，经色紫黯、有块，带下色黄质稠；慢性盆腔炎见上述证候者。	片剂：口服。规格（1）、（2）一次3～4片，一日3次。 胶囊：口服。规格（1）、（2）一次3～4粒，规格（3）一次2粒，一日3次。	片：药典，医保，基药 胶囊：医保，基药

续表

疾病	证型	药物名称	功能	主治病症	用法用量	备注
盆腔炎性疾病后遗症	湿热瘀结证	金鸡胶囊（颗粒、片、丸）	清热化湿，活血通络。	用于湿热瘀阻所致的带下病，症见带下量多色黄、少腹疼痛拒按；慢性盆腔炎见以上证候者。	胶囊：口服。一次4粒，一日3次。颗粒剂：开水冲服。一次8g，一日2次，10天为一疗程，必要时可连服2～3个疗程。片剂：口服。一次6片，一日3次。丸剂：口服。一次1袋，一日3次。	胶囊：药典，医保颗粒剂：药典，医保片剂：药典，医保
		盆炎净颗粒（胶囊、片）	清热利湿，和血通络。	用于湿热瘀阻所致的带下病、少腹痛，症见带下量多、色黄，小腹隐隐作痛；慢性盆腔炎见以上证候者。	颗粒剂：开水冲服。一次12g，一日3次。胶囊：口服。一次5粒，一日3次。片剂：口服。一次4片，一日3次。	颗粒剂：药典，医保胶囊：医保片剂：医保
		妇炎康片	清热利湿，理气活血，散结消肿。	用于湿热下注、毒瘀互阻所致带下病，症见带下量多、色黄、气臭，少腹痛，腰骶痛，口苦咽干；阴道炎、慢性附件炎、慢性盆腔炎见上述证候者。	口服。一次6片，一日3次。	药典
		抗宫炎片（胶囊、颗粒）	清热，祛湿，化瘀，止带。	用于湿热下注所致的带下病，症见赤白带下、量多臭味；宫颈糜烂见上述证候者。	片剂：口服。一次6片，一日3次。胶囊：口服。一次3粒，一日3次；或遵医嘱。颗粒剂：开水冲服。一次1袋，一日3次。	片剂：药典，医保胶囊：药典，医保颗粒剂：医保
		宫血宁胶囊	凉血止血，清热除湿，化瘀止痛。	用于崩漏下血，月经过多，产后或流产后宫缩不良出血及子宫功能性出血属血热妄行者，以及慢	月经过多或子宫出血期：口服。一次1～2粒，一日3次，血止停服。慢性盆腔炎：口服。一次2粒，一日3次，4周为一疗程。	药典，医保

疾病	证型	药物名称	功能	主治病症	用法用量	备注
盆腔炎性疾病后遗症	湿热瘀结证			性盆腔炎之湿热瘀结证所致少腹痛、腰骶痛、带下增多。		
		妇炎净胶囊	清热祛湿，调经止带。	用于湿热蕴结所致的带下病、月经不调、痛经；慢性盆腔炎、附件炎见上述证候者。	口服。一次3粒，一日3次。	
		复方杏香兔耳风颗粒	清热化湿，祛瘀生新。	用于湿热下注所致的带下，症见带下量多、色黄，小腹隐痛；宫颈糜烂、阴道炎、慢性盆腔炎见上述证候者。	开水冲服。一次18g，一日2次。	药典
		坤复康胶囊（片）	活血化瘀，清利湿热。	用于气滞血瘀，湿热蕴结所致的带下量多，下腹隐痛。	胶囊：口服。一次3~4粒，一日3次。片剂：口服。一次3~4粒，一日3次。	胶囊：医保片剂：医保
		妇平胶囊	清热解毒。	用于下焦湿热所致之带下量多，色黄质黏，尿黄便干。	口服。一次2粒，一日3次。	
		妇炎消胶囊	清热解毒，行气化瘀，除湿止带。	用于妇女生殖系统炎症，痛经带下。	口服。一次3粒，一日3次。	医保，基药
		康妇灵胶囊	清热燥湿，活血化瘀，调经止带。	用于湿热下注所致的带下量多，月经量少、后错，痛经。	口服。一次3粒，一日3次。	
		妇康口服液	清热利湿，活血止痛。	用于湿热蕴结所致的带下异常、腰腹疼痛的辅助治疗。	口服。一次10~20ml，一日3~4次。	

续表

疾病	证型	药物名称	功能	主治病症	用法用量	备注
盆腔炎性疾病后遗症	湿热瘀结证	康妇消炎栓	清热解毒，利湿散结，杀虫止痒。	用于湿热、湿毒所致的腰痛、小腹痛、带下病、阴痒、阴蚀。	直肠给药。一次1粒，一日1～2次。	医保
	气滞血瘀证	血府逐瘀丸（口服液、胶囊、片、颗粒）	活血祛瘀，行气止痛。	用于气滞血瘀所致的胸痹、头痛日久，痛如针刺而有定处，内热烦闷，心悸失眠，急躁易怒。	丸剂：空腹，用红糖水送服。规格（1）大蜜丸，一次1～2丸，规格（2）水蜜丸，一次6～12g，规格（3）水丸，一次1～2袋，规格（4）小蜜丸，一次9～18g（45～90丸），一日2次。 口服液：口服。一次10ml，一日3次；或遵医嘱。 胶囊：口服。一次6粒，一日2次，1个月为一疗程。 片剂：口服。一次2～3片，一日2～3次。 颗粒剂：口服。一次1袋，一日3次。	丸剂：基药，医保 口服液：基药，药典，医保 胶囊：药典，医保，基药 片剂：医保 颗粒剂：医保
		抗妇炎胶囊	活血化瘀，清热燥湿。	用于湿热下注所致的白带量多、阴痒、痛经。	口服。一次4粒，一日3次。	
		加味八珍益母膏	活血养血，补气调经。	用于瘀血内阻、气血不足所致的月经不调、闭经、痛经、产后恶露不绝，症见月经期错后、经水量少、有血块或淋漓不净、经闭不行、行经腹痛、拒按、产后恶露不净。	口服。一次10～15g，一日2次。	药典

疾病	证型	药物名称	功能	主治病症	用法用量	备注
盆腔炎性疾病后遗症	气滞血瘀证	丹桃合剂	活血化瘀，清解郁热，行气止痛。	用于缓解湿热蕴结所致的带下量多、小腹或腰骶疼痛。	口服。一次20ml，一日3次，1个月为一疗程。	
		宫炎康胶囊（颗粒）	活血化瘀，解毒消肿。	用于慢性盆腔炎。	胶囊：口服。一次6粒，一日2次。颗粒剂：开水冲服。一次18g，一日2次。	
	寒湿瘀滞证	桂枝茯苓丸	活血，化瘀，消癥。	用于妇人宿有癥块，或血瘀经闭，经行腹痛，产后恶露不尽。	口服。规格（1）大蜜丸，一次1丸；规格（2）水蜜丸，一次4g；规格（3）浓缩水丸，一次9丸；规格（4）浓缩水丸，一次6丸，一日1～2次。	丸剂：药典，基药，医保
		桂枝茯苓胶囊	活血，化瘀，消癥。	用于妇人瘀血阻络所致癥块、经闭、痛经、产后恶露不尽；子宫肌瘤，慢性盆腔炎包块，痛经，子宫内膜异位症，卵巢囊肿见上述证候者；也可用于女性乳腺囊性增生病属瘀血阻络证，症见乳房疼痛、乳房肿块、胸胁胀闷；或用于前列腺增生属瘀阻膀胱证，症见小便不爽、尿细如线、或点滴而下，小腹胀痛者。	口服。一次3粒，一日3次，饭后服。前列腺增生疗程8周，其余适应证疗程12周；或遵医嘱。	胶囊：药典，基药，医保

疾病	证型	药物名称	功能	主治病症	用法用量	备注
盆腔炎性疾病后遗症	寒湿瘀滞证	少腹逐瘀丸（颗粒、胶囊）	温经活血，散寒止痛。	用于寒凝血瘀所致的月经后期、痛经、产后腹痛，症见行经后错，行经小腹冷痛，经血紫黯、有血块，产后小腹疼痛喜热、拒按。	丸剂：温黄酒或温开水送服。一次1丸，一日2～3次。颗粒剂：规格（1）开水冲服。一次1.6g，一日2～3次；规格（2）用温黄酒或温开水送服，一次5g，一日3次；或遵医嘱。胶囊：温开水送服。一次3粒，一日3次；或遵医嘱。	丸剂：药典，医保，基药颗粒剂：药典，医保，基药胶囊：医保，基药
	肾虚血瘀证	妇宝颗粒	益肾和血，理气止痛。	用于肾虚夹瘀所致的带下病、少腹疼痛，症见腰酸腿软、小腹胀痛；慢性盆腔炎、附件炎见上述证候者。	用开水冲服。一次20g或10g（无蔗糖），一日2次。	药典
		天紫红女金胶囊	益气养血，补肾暖宫。	用于气血两亏，肾虚宫冷，月经不调，崩漏带下，腰膝冷痛，宫冷不孕。	口服。一次3粒，一日2～3次。	药典
	气虚血瘀证	定坤丹	滋补气血，调经舒郁。	用于气血两虚、气滞血瘀所致的月经不调、行经腹痛、崩漏下血、赤白带下、血晕血脱、产后诸虚、骨蒸潮热。	口服。一次半丸至1丸，一日2次。	药典，医保
		止痛化癥胶囊	益气活血，散结止痛。	用于气虚血瘀所致的月经不调、痛经、癥瘕，症见行经后错、经量少有血块、经行小腹疼痛、腹有癥块；慢性盆腔炎见上述证候者。	口服。一次4～6粒，一日2～3次。	药典，医保

续表

疾病	证型	药物名称	功能	主治病症	用法用量	备注
盆腔炎性疾病后遗症	气虚血瘀证	妇康丸	益气养血，行气化瘀。	用于气血不足、虚中夹瘀、寒热错杂的腹痛、产后恶露不绝，症见产后小腹疼痛、胁痛、胁胀、恶露不止、大便秘结等症。	口服。一日2次，首次服通气丸1袋，以后5次，一次服妇康丸蜜丸2丸，或水蜜丸1袋，温开水或黄酒送服。	药典
		丹黄祛瘀胶囊（片）	活血止痛，软坚散结。	用于气虚血瘀、痰湿凝滞引起的慢性盆腔炎，症见白带增多者。	胶囊：口服。一次2～4粒，一日2～3次。片剂：口服。一次2～4片，一日2～3次。	胶囊：医保片剂：医保
	其它	愈带丸	养血柔肝，固经止带。	用于血虚肝郁所致的月经不调、带下病，症见月经先后不定期、赤白带下、头晕目眩、神疲乏力、胸闷不舒。	口服。一次6g，一日2次。	药典
		妇良片	补血健脾，固经止带。	用于血虚脾弱所致月经不调、带下病，症见月经过多、持续不断、崩漏色淡、经后少腹隐痛、头晕目眩、面色无华，或带多清稀。	口服。一次4～6片，一日3次。	药典

痛 经

痛经（dysmenorrhea）是指正值经期或经行前后出现的子宫痉挛性疼痛，可伴腰酸、下腹坠痛或其他不适，严重者可影响生活和工作的疾病。痛经又分为原发性与继发性痛经两种。前者是指盆腔无器质病变的痛经，痛经始于初潮或其后不久；后者指经检查有子宫内膜异位症、子宫腺肌病、盆腔炎等疾病所导致的痛经，也称器质性痛经。

原发性痛经的发病机制主要有精神因素、内分泌因素、遗传因素等。痛经往往发生于月经来潮前数小时，经行时疼痛逐步加剧，历时数小时至 2～3 日不等。疼痛常呈阵发性或痉挛性，通常位于下腹部，可放射至腰骶部、肛门、阴道或大腿内侧。部分患者有后背痛、恶心呕吐、腹泻、头痛及乏力；严重病例可发生晕厥而去急诊就医。妇科检查常无异常发现。有时也可因子宫发育不良，子宫过度前屈、后屈致经血排出不畅而引发；或因子宫内膜呈管状脱落导致子宫异常收缩所致的膜样痛经。

西医临床常根据痛经的程度给予镇痛、镇静、解痉治疗。对于有避孕要求的患者可予口服避孕药，通过抑制排卵从而缓解痛经。对于程度严重且顽固性痛经还可考虑行腹腔镜下骶前神经切除术。

中医称本病为"痛经"或"经行腹痛"。病机有虚实之分：

实者为气血不通，瘀阻冲任、子宫、胞脉，经血流通受阻，不通则痛；虚者为冲任、胞宫、胞脉失煦或失于濡养，不荣则痛。

一、中医病因病机分析及常见证型

本病的发生与冲任、胞宫的周期性生理变化密切相关。主要病机在于邪气内伏或精血素亏，加之正值经期前后冲任二脉气血的生理变化急骤，导致胞宫的气血运行不畅，"不通则痛"；或胞宫失于濡养，"不荣则痛"，故使痛经发作。

常见的证型有气滞血瘀证、寒凝血瘀证、湿热瘀阻证、气血虚弱证和肝肾亏损证。

二、辨证选择中成药

首先当辨别疼痛发生的时间、性质、部位以及程度。一般痛在经前或经行第一、二天者，多属实；痛在月经将净或经后者，多属虚。疼痛剧烈、拒按者，多属实；隐痛坠痛、喜揉喜按者，多属虚。痛甚于胀，或刺痛，或血块排出后痛减者，多为血瘀；胀甚于痛，时痛时止者，多属气滞；冷痛、绞痛者，多属寒；灼痛者，多属热。痛在两侧少腹者，病多在肝；痛在小腹，多属血瘀；痛在腰脊，病多在肾。治疗以调理冲任胞宫气血为主。平时重在辨证求因以治本，经期活血止痛以治标。

1. 气滞血瘀证

【临床表现】经前或经期小腹胀痛拒按，经行不畅，血色紫黯，有血块，块下痛减，经前乳房胀痛；舌质黯红或有瘀点、瘀斑，苔薄白，脉弦。

【辨证要点】小腹胀痛拒按，经行不畅，血色紫黯，有血块，经前乳房胀痛；舌质黯红或有瘀点、瘀斑，脉弦。

【病机简析】肝气郁结，冲任阻滞，经血运行不畅，或经前数日或经期下腹胀痛，拒按；胸胁、乳房为肝经所布，肝气不达，胸胁、乳房气机不畅，故见胸胁、乳房胀痛；经行不畅，色黯，有血块，舌质紫黯或有瘀点、瘀斑，脉弦均为气滞血瘀之征。

【治法】理气活血，化瘀止痛。

【辨证选药】可选用调经活血片、妇科得生丸、七制香附丸、痛经片、血府逐瘀丸（口服液、胶囊、片、颗粒）、妇科十味片、元胡止痛片（颗粒、胶囊、滴丸、软胶囊、口服液）。

此类中成药常选用延胡索、川芎行气活血止痛，五灵脂、生蒲黄、莪术活血化瘀止痛，木香、香附、柴胡疏肝行气止痛。

2. 寒凝血瘀证

【临床表现】经前或经期小腹冷痛，得热痛减，血色黯，有血块，畏寒肢冷，平素带下量多，质清稀；舌质黯或有瘀点、瘀斑，苔白或腻，脉沉紧。

【辨证要点】小腹冷痛，得热痛减，血色黯，有血块，畏寒肢冷，带下量多，质清稀；舌质黯或有瘀点、瘀斑，脉沉紧。

【病机简析】寒客冲任，血为寒凝，瘀滞冲任，气血运行不畅，经行之际，气血下注冲任，胞脉气血壅滞，"不通则痛"，故痛经发作；寒客冲任，血为寒凝，故经血量少，色黯有块；得热则寒凝暂通，故腹痛减轻；寒伤阳气，阳气不能敷布，故畏寒肢冷，面色青白；舌黯，脉沉紧，为寒凝血瘀之征。

【治法】温经散寒，化瘀止痛。

【辨证选药】可选用艾附暖宫丸、田七痛经胶囊、少腹逐瘀丸（颗粒、胶囊）、痛经宝颗粒、通经甘露丸、独一味胶囊（片）、妇女痛经丸（颗粒）、龙血竭肠溶片（胶囊）。

此类中成药常选用肉桂、艾叶、吴茱萸、炮姜以温中散寒，三棱、莪术、丹参以活血止痛，川芎、白芍、当归以养血活血。

3. 湿热瘀阻证

【临床表现】经前或经期小腹疼痛，或胀痛拒按，有灼热感，或痛连腰骶，经血黯红，质稠或夹较多黏液，平素带下量多，色黄，质稠，有味，或低热起伏，小便黄赤；舌质红，苔黄腻，脉弦数或滑数。

【辨证要点】小腹胀痛拒按，有灼热感，经血质稠夹较多黏液，带下量多，色黄，质稠，有味，小便黄赤；舌质红，苔黄腻，脉弦数或滑数。

【病机简析】湿热蕴结冲任，气血运行不畅，经行之际气血下注冲任，胞脉气血壅滞，"不通则痛"，故痛经发作；湿热瘀结胞脉，胞脉系于肾，故腰骶坠痛，或平时小腹痛，至经前疼痛加剧；湿热伤于冲任，迫血妄行，故经量多或经期长；血为热灼，故经色黯，质稠或有血块；湿热下注，伤于带脉，带脉失约，故带下量多，黄稠有味；湿热熏蒸，故低热，小便黄赤；舌红，苔黄腻，脉弦数或滑数，为湿热瘀阻之征。

【治法】清热除湿，化瘀止痛。

【辨证选药】可选用花红片（颗粒、胶囊）、经带宁胶囊、康妇消炎栓、调经止带丸。

此类中成药常选用徐长卿、老鹳草、虎耳草化湿止痛，地桃花清热利湿活血，鸡血藤、川芎补血活血。

4. 气血虚弱证

【临床表现】经期或经后小腹隐隐坠痛，喜按，或小腹及阴部空坠，月经量少，色淡，质清稀，面色无华，神疲乏力；舌质淡，苔薄白，脉细无力。

【辨证要点】小腹隐隐坠痛，喜按，月经量少，色淡，面色无华，神疲乏力；舌淡，脉细无力。

【病机简析】气血本虚，经血外泄，气血更虚，胞宫、胞脉失于濡养，故经期或经后小腹隐痛喜按；气血虚，冲任不足，故月经量少，色淡质稀；气虚中阳不振，故神疲乏力；血虚不养心神，故心慌心悸，失眠多梦；气血虚不能上荣头面，故头晕，面色苍白；舌淡，苔薄，脉细无力，均为气血虚弱之征。

【治法】补气养血，调经止痛。

【辨证选药】可选用八珍丸（颗粒、胶囊）、八珍益母丸（胶囊、片、膏）、定坤丹、妇康宁片、宁坤丸、乌鸡白凤丸（胶囊、片）、参茸白凤丸、安坤赞育丸。

此类中成药常选用熟地、白芍、当归、川芎补血养血，党参、茯苓、白术补中益气，益母草活血化瘀调经。少数药中用乌鸡以助补气养血之力。

5. 肝肾亏损证

【临床表现】经期或经后小腹绵绵作痛，伴腰骶部酸痛，月经量少，色淡黯，质稀，头晕耳鸣，失眠健忘，或伴潮热；舌质淡红，苔薄白，脉细弱。

【辨证要点】小腹绵绵作痛，伴腰骶酸痛，月经量少，色淡黯，头晕耳鸣，失眠健忘，或伴潮热；舌淡红，脉细弱。

【病机简析】肾气本虚，精血不足，经期或经后精血更虚，胞宫、胞脉失于濡养，故小腹绵绵作痛，喜按；肾虚冲任不足，故月经量少，色淡质稀；肾精亏损，不能上养清窍，故头晕耳鸣；肾虚则腰骶酸痛；舌淡红，苔薄，脉细弱，均为肝肾亏损之征。

【治法】补养肝肾，调经止痛。

【辨证选药】可选用安坤赞育丸、六味地黄丸（颗粒、胶囊、口服液、软胶囊）、左归丸。

此类中成药常选用紫河车、沙参、山茱萸补肾滋阴，鹿茸、菟丝子、山药补肾壮阳，枸杞、龙眼肉、熟地、白芍补血养血，党参、白术、茯苓补中益气。部分药选用川牛膝以助引血下行，加强通经之力。

三、用药注意

临床选药必须以辨证论治的思想为指导，针对不同证型，选择与其相对证的药物，才能收到较为满意的疗效。另外，经期忌生冷，不宜洗凉水澡；痛经伴月经失调或其他疾病者，应在医师指导下服药；若重度痛经或服药后痛经不缓解，需到医院就诊，以排除其他器质性病变导致的痛经。此外，药品贮藏宜得当，存于阴凉干燥处，药品性状发生改变时禁止服用。药品必须妥善保管，放在儿童不能接触的地方，以防发生意外。对于具体药品的饮食禁忌、配伍禁忌、妊娠禁忌、证候禁忌、病证禁忌、特殊体质禁忌、特殊人群禁忌等，各药品内容中均有详细介绍，用药前务必仔细阅读。

附一

常用治疗痛经的中成药药品介绍

（一）气滞血瘀证常用中成药品种

调经活血片

【处方】木香、川芎、延胡索（醋制）、当归、熟地黄、赤芍、红花、乌药、白术、丹参、香附（制）、吴茱萸、泽兰、鸡血藤、菟丝子。

【功能与主治】调经活血，行气止痛。用于月经不调，行经腹痛。

【用法与用量】口服。一次 5 片，一日 3 次。

【禁忌】孕妇忌服。

【注意事项】

1．忌食寒凉、生冷食物。

2．感冒时不宜服用本药。

3．月经过多者不宜服用本药。

4．平素月经正常，突然出现月经量少，或月经错后，或阴道不规则出血者，应去医院就诊。

5．按照用法用量服用，长期服用者应向医师咨询。

6．服药 2 周症状无改善者，应去医院就诊。

7．对本品过敏者禁用，过敏体质者慎用。

8．本品性状发生改变时禁止使用。

9．请将本品放在儿童不能接触的地方。

10．如正在使用其他药品，使用本品前请咨询医师或药师。

【规格】每片重 0.35g。

【贮藏】密封。

妇科得生丸

【处方】益母草、柴胡、木香、当归、白芍、羌活。

【功能与主治】养血疏肝，活血调经。用于气滞血滞、肝气不舒所致的月经不调、月经前后诸证，症见经行错后或提前、经量少有血块、经前烦躁易怒、胸闷不舒、双乳胀痛。

【用法与用量】口服。一次 1 丸，一日 2 次。

【注意事项】

1．单纯气血不足引起的月经失调，不宜使用。

2．孕妇禁用。

3．忌食生冷及刺激性食物。

4．注意保持良好心态，避免情志刺激，加重病情。

【规格】每丸重 9g。

【贮藏】密封。

七制香附丸

【处方】香附（醋制）、当归、熟地黄、阿胶、白芍、益母草、延胡索（醋制）、川芎、艾叶、艾叶（炭）、茯苓、白术（麸炒）、人参、稻米、鲜牛乳、砂仁、小茴香（盐制）、地黄、天冬、食盐、山茱萸（酒制）、黄芩、酸枣仁（炒）、甘草。

【功能与主治】疏肝理气，调经养血。用于气滞血瘀所致的痛经、月经量少、闭经，症见胁肋胀痛、经行量少、行经小腹胀痛、经前双乳胀痛、经水数月不行。

【用法与用量】口服。一次 6g，一日 2 次。

【注意事项】

1．本品为气滞血瘀所设，阴虚血瘀者慎用。

2．本品含有活血、淡渗利湿药物，有碍胎气，孕妇慎用。

3．服药期间饮食宜清淡易消化，忌食生冷之品。

【规格】每袋装 6g。

【贮藏】密闭，防潮。

痛经片

【处方】香附（醋制）、益母草、肉桂、熟地黄、当归、白芍、川芎、丹参、干姜（制）、青皮、木香、五灵脂（醋制）、延胡索、红花、山楂（炭）、茺蔚子。

【功能与主治】理气活血，温经散寒。用于气滞血瘀寒凝所致痛经，症见经前经期小腹胀痛或冷痛，经色紫黯、有块、块下痛减、得热则舒，伴乳房胀痛。

【用法与用量】口服。一次 8 片，一日 3 次，临经时服用。

【注意事项】

1．本方行气化瘀、温经散寒，体虚、有热者忌用。

2．子宫内膜异位症患者经治疗后即使痛经减轻或消失，也应定期复查防止复发或病情发展。

3．本方行气化瘀，孕妇忌用。

4．平时注意保暖，经期禁食生冷。

【贮藏】密封。

血府逐瘀丸（口服液、胶囊、片、颗粒）

【处方】 柴胡、当归、地黄、赤芍、红花、炒桃仁、麸炒枳壳、甘草、川芎、牛膝、桔梗。

【功能与主治】 活血祛瘀，行气止痛。用于气滞血瘀所致的胸痹，头痛日久、痛如针刺而有定处，内热烦闷，心悸失眠，急躁易怒。

【用法与用量】

丸剂：空腹，用红糖水送服。规格（1）大蜜丸，一次1～2丸；规格（2）水蜜丸，一次6～12g；规格（3）水丸，一次1～2袋；规格（4）小蜜丸，一次9～18g（45～90丸），一日2次。

口服液：口服。一次10ml，一日3次；或遵医嘱。

胶囊：口服。一次6粒，一日2次，1个月为一疗程。

片剂：口服。一次2～3片，一日2～3次。

颗粒剂：口服。一次1袋，一日3次。

【注意事项】

1. 气虚血瘀者慎用。

2. 本品含活血行气药物，孕妇忌用。

3. 忌食生冷、油腻之品。

4. 体弱无瘀者不宜使用。

5. 在治疗期间，若心痛持续发作，宜加用硝酸酯类药物。如出现剧烈心绞痛、心肌梗死，应及时急诊救治。

【规格】

丸剂：（1）每丸重9g，（2）每60粒重6g，（3）每67丸约重

1g，（4）每 100 丸重 20g。

口服液：每支装 10ml。

胶囊：每粒装 0.4g。

片剂：每片重 0.45g。

颗粒剂：每袋装 5g。

【贮藏】密闭，防潮。

【药理毒理】血府逐瘀胶囊有改变血液流变学、抑制血小板活性及调节血管内皮细胞分泌功能的作用。

· 改变血液流变学　通过血府逐瘀汤对大鼠红细胞变形能力和全血黏度的影响，反映此药方能明显降低全血和血液黏度，显著延长凝血时间[1]。

· 抑制血小板活性　通过临床有效病例的含药血清，可以部分改善心肌缺血大鼠体外的血小板活化状态，提示本方确实含有抗血小板活化的有效成分，且此成分能经胃肠吸收入血[2]。

· 调节血管内皮细胞分泌功能　经动物实验表明血府逐瘀汤能明显降低造型兔血管内皮素（ET）含量，升高前列腺素（PGI_2）含量，提示该方具有舒张血管，降低血管阻力，改善微循环的作用机理，可能是其具有抑制内皮细胞分泌 ET，促进内皮细胞分泌 PGI_2 的作用[3]。

【临床报道】随机选择门诊原发性痛经患者 40 例（查妇科检查或盆腔 B 超排除继发性痛经），于经前 7 天开始口服血府逐瘀胶囊，一次 6 粒，一天 2 次，服至月经干净，每个月经周期为 1 个疗程，连续治疗 1 ～ 3 疗程，治愈率 87.5%，总有效率为 95%[4]。

【参考文献】

[1] 彭康，郑有顺. 血府逐瘀汤对红细胞变形性及全血黏度的

影响 [J]. 实用中西医结合杂志，1991，4（8）：495-496.

[2] 雷燕，陈可冀，李中文，等. 血府逐瘀浓缩丸抗血小板活化的临床疗效及体外血清药理作用的相关性研究 [J]. 中国中西医结合杂志，2004，22（4）：270-273.

[3] 王奇，陈云波，梁伟雄，等. 血瘀证兔模型血管内皮细胞内分泌功能变化及血府逐瘀汤作用的影响 [J]. 中国中医基础医学杂志，1998.

[4] 蒙文炳. 血府逐瘀胶囊治疗原发性痛经40例的临床分析 [J]. 北京中医，2005，24（4）：255.

妇科十味片

【处方】醋香附、川芎、当归、醋延胡索、白术、甘草、大枣、白芍、赤芍、熟地黄、碳酸钙。

【功能与主治】养血疏肝，调经止痛。用于血虚肝郁所致月经不调、痛经、月经前后诸证，症见行经后错，经水量少、有血块，行经小腹疼痛，血块排出痛减，经前双乳胀痛，烦躁，食欲不振。

【用法与用量】口服。一次4片，一日3次。

【注意事项】

1. 单纯气血不足导致的月经不调、月经前后诸证，不宜使用。

2. 孕妇禁用。

3. 患者宜少食辛辣、刺激食物。

【规格】每片重0.3g。

【贮藏】密封。

元胡止痛片（颗粒、胶囊、滴丸、软胶囊、口服液）

【处方】醋延胡索、白芷。

【功能与主治】理气，活血，止痛。用于气滞血瘀的胃痛、胁痛、头痛及痛经。

【用法与用量】

片剂：口服。规格（1）、（2）一次 4～6 片，一日 3 次；或遵医嘱。

颗粒剂：开水冲服。一次 1 袋，一日 3 次；或遵医嘱。

胶囊：口服。规格（1）一次 4～6 粒，规格（2）一次 2～3 粒，一日 3 次；或遵医嘱。

滴丸：口服。一次 20～30 丸，一日 3 次；或遵医嘱。

软胶囊：口服。一次 2 粒，一日 3 次；或遵医嘱。

口服液：口服。一次 10ml，一日 3 次；或遵医嘱。

【注意事项】

1．脾胃虚寒及胃阴不足胃痛者忌用。

2．方中含有活血、行气之品，故孕妇慎用。

【规格】

片剂：（1）糖衣片，片芯重 0.25g；（2）薄膜衣片，每片重 0.26g。

颗粒剂：每袋装 5g。

胶囊：每粒装（1）0.25g，（2）0.45g。

滴丸：每 10 丸重 0.5g。

软胶囊：每粒装 0.5g。

口服液：每支装 10ml。

【贮藏】密封。

【药理毒理】本品具有镇静、催眠、安定、镇痛和中枢肌松力的作用。

·**对抗催产素对子宫正性肌力作用**　通过动物实验观察到元胡止痛栓对由催产素引起的大、小鼠疼痛模型，可延长动物疼痛的潜伏期，减少动物扭体次数及扭体发生率，表明该方能对抗催产素对子宫正性肌力作用而达到镇痛的目的[1]。

·**阻断脑内多巴胺受体**　通过元胡止痛栓对热刺激、化学刺激引起疼痛有较好的镇痛作用，考虑该方中的生物碱可作用于中枢神经系统，阻断脑内多巴胺受体，从而达到镇静、安定和镇痛的作用[1]。

【参考文献】

[1] 李见春，黄继汉，桂常青，等. 元胡止痛栓镇痛作用的实验研究 [J]. 中国临床药理学与治疗学，2004，9（4）：459-463.

（二）寒凝血瘀证常用中成药品种

艾附暖宫丸

【处方】艾叶（炭）、醋香附、制吴茱萸、肉桂、当归、川芎、白芍（酒炒）、地黄、炙黄芪、续断。

【功能与主治】理气养血，暖宫调经。用于血虚气滞、下焦虚寒所致的月经不调、痛经，症见经行后错，经量少，有血块，小腹疼痛，经行小腹冷痛喜热，腰膝酸痛。

【用法与用量】口服。规格（1）大蜜丸，一次1丸；规格（2）、（5）小蜜丸，一次9g；规格（3）、（4）水蜜丸，一次4.5g；

规格（6）、（7）水蜜丸，一次6g，一日2～3次。

【禁忌】孕妇忌服。对木品过敏者禁用，过敏体质者慎用。

【注意事项】

1．本品适用于血虚气滞、下焦虚寒者，热证、实证者忌用。

2．痛经患者应查明原因，若为子宫内膜异位症，经治疗后即使痛经减轻或消失，也应定期复查，防止复发或病情发展。

3．忌食寒凉之品。

【规格】（1）每丸重9g，（2）每袋装9g，（3）每瓶装45g，（4）每瓶装72g，（5）每45粒重9g，（6）每100丸重4g，（7）每100丸重10g。

【贮藏】密闭，防潮。

【药理毒理】艾附暖宫丸具有镇痛作用。

·**镇痛作用**　设艾附暖宫丸为治疗组，与吗啡组对照，观察对催产素致子宫剧烈收缩的痛经大鼠扭体只数，扭体发生率及大鼠血浆 β-EP 含量的影响。表明艾附暖宫丸对催产素致子宫剧烈收缩的大鼠有显著的镇痛作用，其机理与 β-EP 分泌增加有关[1]。

【参考文献】

[1] 王灵霞，曹大农，单志群. 艾附暖宫丸治疗痛经的实验研究[J]. 湖北中医学院学报，2003，5（2）：18-19.

田七痛经胶囊

【处方】三七、川芎、延胡索、五灵脂、蒲黄、木香、小茴香、冰片。

【功能与主治】活血止血，温经止痛。用于血瘀所致月经量多、痛经，症见经血量多、有血块，血色紫黯，小腹冷痛喜热、拒按。

【用法与用量】口服。经期或经前5天，一次3～5粒，一日3次；经后可继续服用，一次3～5粒，一日2～3次。

【注意事项】

1．本品温经止痛，若阴虚火旺者忌用。

2．服药期间饮食宜清淡，忌食绿豆及辛辣刺激之品。

3．若经血过多，请医师诊治。

4．患有外感时，停止服用。

【规格】每粒装0.4g。

【贮藏】密闭，防潮。

少腹逐瘀丸（颗粒、胶囊）

【处方】当归、蒲黄、五灵脂（醋炒）、赤芍、小茴香（盐炒、延胡索（醋制）、没药（炒）、川芎、肉桂、炮姜。

【功能与主治】温经活血，散寒止痛。用于寒凝血瘀所致的月经后期、痛经、产后腹痛，症见行经后错，行经小腹冷痛，经血紫暗、有血块，产后小腹疼痛喜热、拒按。

【用法与用量】

丸剂：温黄酒或温开水送服。一次1丸，一日2～3次。

颗粒剂：规格（1）开水冲服，一次1.6g，一日2～3次；规格（2）用温黄酒或温开水送服，一次5g，一日3次；或遵医嘱。

胶囊：温开水送服。一次3粒，一日3次；或遵医嘱。

【注意事项】

1．本品温经散寒、活血化瘀，湿热为患、阴虚有热者忌用。

2．治疗产后腹痛应排除胚胎或胎盘组织残留。服药后腹痛不减轻时，应请医师诊治。

3．本品含有活血药物，孕妇慎用。

4．服药期间忌食寒凉之品。

5．患外感时不宜用。

【规格】

丸剂：每丸重 9g。

颗粒剂：每袋装（1）1.6g，（2）5g。

胶囊：每粒装 0.45g。

【贮藏】 密封。

【临床报道】 北京市宣武区中医医院收集寒凝血瘀型原发性痛经患者 89 例，按照患者意愿分为治疗组 42 例，对照组 47 例。其中治疗组口服少腹逐瘀汤，经前 3 天开始，一日 2 次，服用 1 周；对照组服用布洛芬缓释胶囊，一次 0.3g，一日 2 次，于经前 3 天开始，服用 1 周。经治疗 3 月，治疗组总有效率 96.7%，对照组 93.3%，总体疗效比较差异无统计学意义（$P > 0.05$）[1]。

【参考文献】

[1] 范萌．少腹逐瘀汤治疗寒凝血瘀型原发性痛经临床观察 [J]．北京中医药，2011，30（6）：455-456.

痛经宝颗粒

【处方】 肉桂、三棱、五灵脂、红花、当归、丹参、莪术、延胡索（醋制）、木香。

【功能与主治】 温经化瘀，理气止痛。用于寒凝气滞血瘀，妇女痛经，少腹冷痛，月经不调，经色暗淡。

【用法与用量】温开水冲服。一次 1 袋，一日 2 次。于月经前 1 周开始，持续至月经来 3 天后停服，连续服用 3 个月经周期。

【注意事项】

1．血热瘀滞引起的痛经不宜使用。

2．孕妇禁用。

3．服药期间慎食生冷食物。

【规格】每袋装（1）10g，（2）4g（无糖型）。

【贮藏】密封。

【临床报道】以痛经宝颗粒治疗门诊就诊原发性痛经寒凝气滞血瘀型患者 56 例。口服，一次 1 袋，一天 2 次，于月经前 1 周开始，持续至月经来潮 3d 后停服，连续服用 3 个月经周期。总有效率 94.64%[1]。

【参考文献】

[1] 贾英．痛经宝颗粒治疗原发性痛经 56 例 [J]．现代中医药，2008，28（5）：28-29.

通经甘露丸

【处方】当归、桃仁（去皮）、红花、三棱（麸炒）、莪术（醋炙）、牡丹皮、牛膝、大黄（酒炒）、干漆（煅）、肉桂（去粗皮）。

【功能与主治】活血祛瘀，散结消癥。用于瘀血阻滞所致的闭经、痛经、癥瘕，症见经水日久不行，或经行小腹疼痛、腹有癥块。

【用法与用量】温黄酒或温开水送服。一次 6g，一日 2 次。

【注意事项】

1．热结血瘀之闭经、痛经、癥瘕者不宜使用。

2．本品含有理气活血之品，有碍胎气，孕妇忌用。

3．服药期间不宜服用生冷食品。

4．患有外感时禁用。

【规格】 每 100 粒重 6g。

【贮藏】 密闭，防潮。

独一味胶囊（片）

【处方】 独一味。

【功能与主治】 活血止痛，化瘀止血。用于多种外科手术后的刀口疼痛、出血，外伤骨折，筋骨扭伤，风湿痹痛以及崩漏，痛经，牙龈肿痛、出血。

【用法与用量】

胶囊：口服。一次 3 粒，一日 3 次，7 天为一疗程；或必要时服。

片剂：口服。一次 3 片，一日 3 次，7 天为一疗程；或必要时服。

【注意事项】

1．骨折、脱臼者宜手法复位后再用药物治疗。

2．本方为活血化瘀之品，孕妇慎用。

3．饮食宜清淡，多选易消化食物。

【规格】

胶囊：每粒装 0.3g。

片剂：每片重 0.26g。

【贮藏】 密闭，防潮。

【临床报道】 采用随机、单盲对照的临床研究方法，以独一味胶囊治疗 69 例原发性痛经患者（治疗组），以田七痛经胶囊治疗 43 例（对照组）。于月经前 4 天开始服用，7 天为 1 个疗程，共治疗 3 个月经周期，治疗组总有效率 89.86%，对照组总有效率 88.24%，两组比较差异无统计学意义（$P > 0.05$）。两组治疗前后实验室检查未见明显变化；治疗过程中未见药物相关毒副作用[1]。

【参考文献】

[1] 朱崇云. 独一味胶囊治疗 69 例原发性痛经的临床研究 [J]. 中华中医药杂志，2008，23（1）：69-71.

妇女痛经丸（颗粒）

【处方】 延胡索（醋制）、五灵脂（醋炒）、蒲黄（炭）、丹参。

【功能与主治】 活血调经止痛。用于气血凝滞所致的痛经、月经不调，症见经行不畅、有血块，或经量较多、经期腹痛、经水畅行后痛缓。

【用法与用量】

丸剂：口服。一次 50 粒，一日 2 次。

颗粒剂：开水冲服。一次 1 袋，一日 2 次。

【注意事项】

1．本品为活血通经之品，若兼气血亏虚、肝肾不足者不宜单独使用。

2．方中含有活血通经之品，有损胎气，孕妇忌用。

3．本品行气活血，易耗气，气虚体弱者慎用。

4．服药期间，忌食生冷食物，并宜调节情绪。

5．患有感冒者停用。

6．糖尿病患者慎用。

【规格】

丸剂：每10粒重1.8g。

颗粒剂：每袋装5g。

【贮藏】密封，置干燥处。

龙血竭肠溶片（胶囊）

【处方】龙血竭。

【功能与主治】活血散瘀，定痛止血，敛疮生肌。用于跌打损伤，瘀血作痛。

【用法与用量】

肠溶片：口服。一次4～6片，一日3次。

胶囊：口服，一次4～6粒，一日3次；外用，取内容物适量，敷患处或用酒调敷患处。

【禁忌】孕妇禁用。

【注意事项】

1. 忌食生冷、油腻食物。

2. 经期及哺乳期妇女慎用，儿童、年老体弱者应在医师指导下服用。

3. 有高血压、心脏病、肝病、糖尿病、肾病等慢性病严重者应在医师指导下服用。

4. 用药3天症状无缓解，或出现局部红肿、疼痛、活动受限等不适症状时应去医院就诊。

5. 对本品过敏者禁用，过敏体质者慎用。

6. 本品性状发生改变时禁止使用。

7. 儿童必须在成人监护下使用。

8．请将本品放在儿童不能接触的地方。

9．如正在使用其他药品，使用本品前请咨询医师或药师。

【规格】

肠溶片：每片重0.4g。

胶囊：每粒装0.3g。

【贮藏】密闭，防潮。

（三）湿热瘀阻证常用中成药品种

花红片（颗粒、胶囊）

【处方】一点红、白花蛇舌草、鸡血藤、桃金娘根、白背叶根、地桃花、菥蓂。

【功能与主治】清热解毒，燥湿止带，祛瘀止痛。用于湿热瘀滞所致带下病、月经不调，症见带下量多、色黄质稠、小腹隐痛、腰骶酸痛、经行腹痛；慢性盆腔炎、附件炎、子宫内膜炎见上述证候者。

【用法与用量】

片剂：口服。规格（1）、（2）一次4～5片，一日3次，7天为一疗程，必要时可连服2～3个疗程，每疗程之间停药3天。

颗粒剂：开水冲服。一次1袋，一日3次，7天为一疗程，必要时可连服2～3个疗程，每疗程之间停药3天。

胶囊：口服。一次3粒，一日3次，7天为一疗程，必要时可连服2～3个疗程，每疗程之间停药3天。

【注意事项】

1．本品用于湿热瘀结证，气血虚弱所致腹痛、带下者慎用。

2．本品含有活血化瘀药，孕妇忌用。

3．患者应调和情志。

4．饮食宜营养丰富，忌食生冷、厚味及辛辣之品。

【规格】

片剂：（1）薄膜衣片，每片重 0.29g；（2）糖衣片，片芯重 0.28g。

颗粒剂：每袋装（1）2.5g，（2）10g。

胶囊：每粒装 0.25g。

【贮藏】 密封，置阴凉处。

【药理毒理】 本品有抗炎、镇痛、解痉等作用。

·**抗炎** 本品可抑制鸡蛋清大鼠足肿胀，抑制小鼠足跖底部外伤性瘀血肿胀及瘀斑[1]。

·**镇痛** 本品可抑制由前列腺素 E_2 诱导的小鼠类痛经的扭体反应[1]。

·**解痉** 本品对异物致大鼠子宫炎症肿胀有抑制作用[1]。

【参考文献】

[1] 刘元，宋志钊，李星宇，等．花红颗粒治疗盆腔炎药效学研究 [J]．中成药，2008，30（11）：1597-1599.

经带宁胶囊

【处方】 虎耳草、徐长卿、连钱草、老鹳草。

【功能与主治】 清热解毒，除湿止带，调经止痛。用于热毒瘀滞所致的经期腹痛，经血色黯，挟有血块，带下量多，阴部瘙痒灼热。

【用法与用量】口服。一次 3 ～ 4 粒，一日 3 次。

【禁忌】孕妇禁用。

【注意事项】

1．忌食辛辣、生冷、油腻食物。

2．患有其他疾病者应在医师指导下服用。

3．带下清稀者不宜选用。

4．胃寒者宜饭后服用，便溏或月经量多者不宜服用。

5．伴有尿频、尿急、尿痛或赤带者，应去医院就诊。

6．外阴白色病变、糖尿病所致的瘙痒不宜使用。

7．服药 7 天症状无缓解者，应去医院就诊。

8．对本品过敏者禁用，过敏体质者慎用。

9．本品性状发生改变时禁止使用。

10．请将本品放在儿童不能接触的地方。

11．如正在使用其他药品，使用本品前请咨询医师或药师。

【规格】每粒装 0.3g。

【贮藏】密封，置阴凉干燥处。

康妇消炎栓

【处方】苦参、败酱草、地丁、穿心莲、蒲公英、猪胆粉、紫草、芦荟。

【功能与主治】清热解毒，利湿散结，杀虫止痒。用于湿热、湿毒所致的腰痛，小腹痛，带下病，阴痒，阴蚀。

【用法与用量】直肠给药。一次 1 粒，一日 1 ～ 2 次。

【规格】每粒重 2.8g。

【贮藏】密闭，置阴凉干燥处（不超过 20℃）。

【临床报道】以康妇消炎栓联合散结镇痛胶囊治疗门诊继发性痛经患者 40 例，同时设立对照组口服散结镇痛胶囊患者 40 例。治疗组治愈率 50%，总有效率 90%，对照组治愈率 32.5%，总有效率 75%。两组治愈率、总有效率比较，有统计学差异（$P < 0.05$）[1]。

【参考文献】

[1] 刘丽萍．散结镇痛胶囊联合康妇消炎栓治疗继发性痛经 40 例 [J]．浙江中医杂志，2009，44（7）：544.

调经止带丸

【处方】熟地黄、香附（制）、远志（甘草制）、川芎（酒炒）、海螵蛸、赤石脂（煅）、当归、白芍（酒炒）、椿皮、牡蛎（煅）、黄柏（盐炒）。

【功能与主治】补血调经，清热利湿。用于经期延长，淋漓不净，赤白带下。

【用法与用量】口服。一次 9 ~ 12g，一日 1 ~ 2 次。

【注意事项】

1．服本药时不宜和感冒药同时服用。

2．忌食生冷、辛辣食物。

3．平素月经正常，突然出现经期延长，须去医院就诊。

4．经期延长，月经过多或合并贫血患者，应在医师指导下服用。

5．赤白带下持续不断，或伴有异味者，应去医院就诊。

6．一般服药 1 个月经周期症状无改善，或月经淋漓不净超过半个月，或出现其他症状者应去医院就诊。

7. 按照用法用量服用，服药过程中出现不良反应应停药，并向医师咨询。

8. 对本品过敏者禁用，过敏体质者慎用。

9. 本品性状发生改变时禁止使用。

10. 请将本品放在儿童不能接触的地方。

11. 如正在使用其他药品，使用本品前请咨询医师或药师。

【贮藏】密封，置阴凉干燥处。

（四）气血虚弱证常用中成药品种

八珍丸（颗粒、胶囊）

【处方】党参、炒白术、茯苓、甘草、当归、白芍、川芎、熟地黄。

【功能与主治】补气益血。用于气血两虚，面色萎黄，食欲不振，四肢乏力，月经过多。

【用法与用量】

丸剂：口服。规格（1）大蜜丸，一次1丸，一日2次；规格（2）、（4）浓缩丸，一次8丸，一日3次；规格（3）水蜜丸，一次6g，一日2次。

颗粒剂：开水冲服。规格（1）、（2）一次1袋，一日2次。

胶囊：口服。一次3粒，一日2次。

【注意事项】

1. 本品为气血两虚证而设，体实有热者忌服。

2. 感冒者慎用，以免表邪不解。

3. 服药期间宜选清淡易消化之品，忌食辛辣、油腻、生冷之品。

【规格】

丸剂：(1)每丸重9g，(2)每8丸相当于原生药3g，(3)每袋装6g，(4)每瓶装60g。

颗粒剂：每袋装(1)3.5g，(2)8g。

胶囊：每粒装0.4g。

【贮藏】密封，防潮，避热。

【药理毒理】八珍汤有提高免疫功能、降低血浆黏度和纤维蛋白含量、提高红细胞生成素的作用。

·**提高免疫功能**　以失血法复制小鼠血虚模型，发现血虚小鼠血红蛋白含量(Hb)、红细胞计数(RBC)、红细胞免疫复合物花环率(RBC-C3bR)均显著降低，造模后随即灌胃八珍汤治疗7天，血虚型小鼠Hb、RBC、RBC-C3bR均显著升高[1]。

·**降低血浆黏度及纤维蛋白含量**　以八珍汤灌胃饲养老龄大鼠40d，结果发现八珍汤高剂量组的全血黏度、血浆黏度值及纤维蛋白含量均比空白对照组明显下降，同时八珍汤高剂量组还可明显降低大鼠1min、2min血小板聚集率[2]。

·**提高红细胞生成素**　以八珍汤原液灌胃大鼠10d后，用胎肝细胞测定1/10稀释的正常大鼠血清红细胞生成素水平，结果八珍汤组的值显著高于对照组[3]。

【参考文献】

[1] 潘洪平，张兴，黄冬华，等.八珍汤对血虚小鼠红细胞免疫功能的实验研究[J].广西医科大学学报，2000，17(6)：1015-1017.

[2] 潘毓宁，黄冬华，吴隐雄，等.八珍汤对老龄大鼠血液流变学改善作用的研究[J].广西医学，1997，19(4)：581-584.

[3] 陈玉春，王碧英，高依卿．八珍汤对红细胞生成素影响的动物实验研究 [J].上海中医药杂志，2000，34（4）：45-46.

八珍益母丸（胶囊、片、膏）

【处方】 益母草、党参、炒白术、茯苓、甘草、当归、酒白芍、川芎、熟地黄。

【功能与主治】 益气养血，活血调经。用于气血两虚兼有血瘀所致的月经不调，症见月经周期错后，行经量少、淋漓不净，精神不振，肢体乏力。

【用法与用量】

丸剂：口服。规格（1）大蜜丸，一次1丸；规格（2）、（4）、（5）水蜜丸，一次6g；规格（3）小蜜丸，一次9g，一日2次。

胶囊：口服。一次3粒，一日3次。

片剂：口服。一次2～3片，一日2次。

膏剂：口服。一次10g（约相当于1/10瓶），一日2次。

【注意事项】

1．肝肾不足、阴血亏虚所致月经不调者不宜单用。

2．孕妇、月经过多者禁用。

3．治疗气血不足导致的妇科疾病，有时需要长期服药。

【规格】

丸剂：（1）每丸重9g，（2）每袋装6g，（3）每袋装9g，（4）每瓶装60g，（5）每瓶装120g。

胶囊：每粒装0.28g。

片剂：每片重0.35g。

膏剂：每瓶装 100g。

【贮藏】密封。

【药理毒理】八珍益母丸有镇痛、抗炎的功效。

·**镇痛**　通过扭体法致小鼠实验性疼痛模型进行实验，以八珍益母丸予模型小鼠每天灌胃 1 次，连续 6d，发现高剂量的八珍益母丸能明显延长小鼠疼痛的潜伏期，减少醋酸所致的小鼠扭体反应次数[1]。

·**抗炎**　采用二甲苯致小鼠耳郭肿胀，甲苯致小鼠足肿胀，冰醋酸致小鼠腹腔毛细血管性增高模型观察该药的抗炎作用。结果表明八珍益母丸灌胃能抑制二甲苯致小鼠耳郭肿胀和甲醛致小鼠足肿胀及醋酸引起的小鼠腹腔毛细血管通透性增高[1]。

【参考文献】

[1] 何晓燕，许红丽，孙忠丽. 八珍益母丸镇痛抗炎作用的实验研究 [J]. 时珍国医国药，2007，18（4）：857–859.

定坤丹

【处方】熟地黄、当归、白芍、阿胶、红参、白术、鹿茸、鹿角霜、枸杞子、西红花、鸡血藤、三七、川芎、茺蔚子、香附、延胡索、黄芩。

【功能与主治】滋补气血，调经舒郁。用于气血两虚，气滞血瘀所致的的月经不调、行经腹痛、崩漏下血、赤白带下、血晕血脱、产后诸虚、骨蒸潮热。

【用法与用量】口服。一次半丸至 1 丸，一日 2 次。

【注意事项】

1. 出现血晕血脱时，应中西医结合救治。

2．伤风感冒时停服。

3．饮食宜清淡，忌生冷、油腻及刺激性食物。

4．孕妇禁用。

5．崩漏患者用药后症状不减者，请医师诊治。

【规格】 每丸重 10.8g。

【贮藏】 密封。

【药理毒理】 定坤丹具有活血化瘀、抗炎、止痛、抗缺氧及促进子宫发育的功能。

·**活血化瘀** 对正常大鼠分别以定坤丹及等容量蒸馏水灌胃，连续 15d，然后将两组小鼠制成"血瘀型"模型鼠，结果表明定坤丹能显著降低血瘀模型大鼠的全血黏度和血浆黏度，其效果与对照组相比有统计学差异（$P < 0.05$），表明该药具有活血化瘀的作用[1]。

·**抗炎** 将正常小鼠分 2 组，分别予定坤丹及等容量蒸馏水灌胃，一天 1 次，连续 3d。末次给药 1h 后，在右耳涂二甲苯，与空白对照组比较，定坤丹能显著抑制二甲苯所致的小鼠耳肿胀，提示该药具有明显的抗炎作用[1]。

·**止痛** 将正常小鼠分为两组，分别予定坤丹及等容量的蒸馏水灌胃，一天 1 次，连续 7d，于末次给药后 1h，各组小鼠均腹腔内注射 0.6% 冰醋酸，观察 15min 内小鼠扭体反应次数，结果表明定坤丹能显著降低醋酸所致的小鼠扭体次数，与对照组比较有统计学差异（$P < 0.01$），提示该药具有良好的止痛效果[1]。

·**抗缺氧** 将正常小鼠分两组，分别予定坤丹及同等容量的蒸馏水灌肠，一天 1 次，连续 5d，于末次给药后 1h，将小鼠逐只断头，用秒表记录断头后至停止喘息的时间为缺氧时间。研究表明定坤丹能延长小鼠断头耐缺氧时间，与对照组相比具有统计学差异（$P < 0.05$），提示该药具有明显的抗缺氧作用[1]。

·**促进子宫发育**　将正常小鼠分两组，分别予定坤丹及同等容量蒸馏水灌胃，一天 1 次，连续 14d，第 15d 时称体重，处死小鼠，摘取子宫和卵巢，迅速在感量为 1mg 电子天平上称重，并换算成脏器指数。研究表明定坤丹对幼稚小鼠子宫发育有显著促进作用，而对卵巢重量无影响，与对照组相比有统计学差异（$P < 0.01$），提示该药具有明显的促进子宫发育作用[1]。

【临床报道】选择门诊 300 例原发性痛经患者，分为治疗组（口服定坤丹）及对照组（服用安慰剂），结果显示治疗组总有效率达 90%，对照组总有效率仅为 40%，差异有显著性。且观察对象在服药期间，除偶诉胃部不适外，未有其他不适主诉，血尿常规及心、肝、肾安全指标未见明显异常[2]。

【参考文献】

[1] 候霄，万山．定坤丹胶囊的药效学研究 [J].山西医科大学学报，2007，38（12）：1085-1088.

[2] 王燕．定坤丹治疗原发性痛经 300 例 [J].陕西中医，2010，31（3）：278-280.

妇康宁片

【处方】白芍、当归、党参、香附、三七、益母草、麦冬、艾叶（炭）。

【功能与主治】养血理气，活血调经。用于血虚气滞所致的月经不调，症见月经周期后错，经水量少、有血块，经期腹痛。

【用法与用量】口服。一次 8 片，一日 2 ~ 3 次或经前 4 ~ 5

天服用。

【注意事项】

1．本品含有活血通经药物，有损胎气，孕妇忌用。

2．服药期间忌食辛辣之品，以免助热伤阴。

3．患有感冒者停用。

4．糖尿病患者慎用。

【规格】 每片重 0.25g。

【贮藏】 密闭，防潮。

宁坤丸

【处方】 益母草（酒制）、党参（炙）、乌药、黄芩（酒制）、白术（炒）、熟地黄（酒制）、紫苏叶、牛膝（盐制）、地黄、香附（酒醋制）、白芍（酒炒）、沉香、阿胶（炒）、砂仁、川芎（酒制）、甘草（炙）等。

【功能与主治】 补气养血，调经止痛。用于妇女血虚气滞，月经不调，经前经后腹痛、腰痛。

【用法与用量】 口服。大蜜丸一次 1 丸，水蜜丸一次 4g，一日 2 次。

【禁忌】 孕妇忌服。

【注意事项】

1．忌食寒凉、生冷食物。

2．感冒时不宜服用本药。

3．月经过多者不宜服用本药。

4．平素月经正常，突然出现月经量少，或月经错后，或阴道不规则出血者，应去医院就诊。

5．按照用法用量服用，长期服用者应向医师咨询。

6．服药 2 周症状无改善者，应去医院就诊。

7．对本品过敏者禁用，过敏体质者慎用。

8．本品性状发生改变时禁止使用。

9．儿童必须在成人监护下使用。

10．请将本品放在儿童不能接触的地方。

11．如正在使用其他药品，使用本品前请咨询医师或药师。

【规格】大蜜丸，每丸重 6g；水蜜丸，每袋装 4g。

【贮藏】密封。

乌鸡白凤丸（片、胶囊）

乌鸡白凤丸（片）

【处方】乌鸡（去毛、爪、肠）、鹿角胶、鳖甲（制）、牡蛎（煅）、桑螵蛸、人参、黄芪、当归、白芍、香附（醋制）、天冬、甘草、地黄、熟地黄、川芎、银柴胡、丹参、山药、芡实（炒）、鹿角霜。

【功能与主治】补气养血，调经止带。用于气血两虚，身体瘦弱，腰膝酸软，月经不调，崩漏带下。

【用法与用量】

丸剂：口服。规格（1）大蜜丸，一次 1 丸，一日 2 次；规格（2）水蜜丸，一次 6g，一日 2 次；规格（3）小蜜丸，一次 9g，一日 2 次；规格（4）浓缩丸，一次 9g，一日 1 次；或将药丸加适量开水溶后服。

片剂：口服。一次 2 片，一日 2 次。

乌鸡白凤胶囊

【处方】乌鸡（去毛、爪、肠）、丹参、地黄、香附（醋制）、人参、白芍、牡蛎（煅）、鹿角霜、银柴胡、甘草、黄芪、鳖甲（制）。

【功能与主治】补气养血，调经止带。用于气血两虚，身体瘦弱，腰膝酸软，月经不调，崩漏带下。

【用法与用量】口服。一次 2～3 粒，一日 3 次。

【注意事项】

1．气滞血瘀或血热实证引起的月经不调或崩漏，不宜使用。

2．服药期间应少食辛辣、刺激食物。

3．服药后出血不减，或带下量仍多，请医师诊治。

【规格】

丸剂：（1）每丸重 9g，（2）每袋装 6g，（3）每袋装 9g，（4）每 10 丸重 1g。

片剂：每片重 0.5g。

胶囊：每粒装 0.3g。

【贮藏】密封。

【药品毒理】本品具有促进造血、保护肝脏、抗炎镇痛及性激素样作用。

·**促进造血作用**　乌鸡白凤丸对急性失血模型小鼠灌胃，能促进红细胞和血红蛋白的恢复，提高血红蛋白的含量；延长小鼠常压耐缺氧死亡时间和负重游泳时间；对环磷酰胺所致小鼠白细胞降低有提升作用，并能缩短断尾小鼠出血时间和玻片法凝血时间，缩短大鼠血浆复钙时间[1-3]。

·**性激素样作用**　灌胃乌鸡白凤丸能使未成熟的雌性幼年大

鼠子宫和雄性幼年大鼠的精液囊和前列腺等的重量增加。对摘除双侧卵巢或雄激素所致的无排卵的雌性大鼠，乌鸡白凤丸能预防子宫和肾上腺的萎缩，提高雌二醇含量，促进卵泡发育和黄体形成，使子宫内膜增厚，腺体数目增多，腺上皮丰富，子宫重量增加；对切除两侧睾丸的雄性大鼠，乌鸡白凤丸则有一定的雄激素样作用[3-6]。对去卵巢或维甲酸所致的大鼠骨质疏松症模型，口服乌鸡白凤丸可明显升高大鼠血清雌二醇、降钙素含量，对骨质疏松症模型大鼠有一定的防治作用[7, 8]。

· 保肝作用　乌鸡白凤口服液和丸剂均能显著降低 D- 氨基半乳糖急性肝损伤大鼠血清谷丙转氨酶、谷草转氨酶的升高，提高四氯化碳慢性肝损伤大鼠的总蛋白和血清白蛋白含量[9]。

· 抗炎镇痛作用　口服乌鸡白凤口服液和丸剂均能抑制巴豆油所致的小鼠耳郭急性水肿，抑制大鼠棉球肉芽肿的形成和角叉菜胶所致的大鼠足爪肿胀，减少羧甲基纤维素所致的大鼠腹腔渗出液中的白细胞总数[10]。

· 其他作用　灌胃乌鸡白凤丸能降低去卵巢脂代谢紊乱模型大鼠的血甘油三酯（TG）、氧化低密度脂蛋白（ox-LDL）和丙二醛（MDA），提高高密度脂蛋白（HDL-C）、载脂蛋白 A（apo-A1）和超氧化物歧化酶（SOD）的活力[11]。对高脂饲料复制高脂血症大鼠及高脂血症家兔动物模型，乌鸡白凤丸灌服可降低高脂血症大鼠的血清胆固醇（TC）、TG、低密度脂蛋白胆固醇（LDL-C）及高脂家兔血清的 TC、TG、LDL-C 和 MDA 的含量，增强 SOD 活性[12]。

【参考文献】

[1] 陈二珍，胡锡元，彭连生.乌鸡白凤口服液扶正固本作用的动物实验观察 [J].武汉市职工医学院学报，2000，28（2）：23.

[2] 张灵灵. 乌鸡白凤丸药效学初探 [J]. 江西中医学院学报，2004，35（12）：264.

[3] 沈鸿，姚祥珍. 乌鸡白凤口服液与乌鸡白凤丸对动物血液系统的作用比较 [J]. 中国实验方剂学杂志，2000，6（2）：34.

[4] 沈鸿，姚祥珍. 乌鸡白凤口服液与丸剂对动物性激素样作用的比较研究 [J]. 中国实验方剂学杂志，1998，4（5）：50.

[5] 王鑫国，郭秋红，白霞，等. 乌鸡白凤丸对去卵巢大鼠雌激素分泌的影响 [J]. 中成药，2003，25（1）：67.

[6] 杜惠兰，宋翠森，马惠荣，等. 乌鸡白凤丸口服液对雄激素所致无排卵大鼠卵巢、子宫及微量元素的影响 [J]. 中药药理与临床，2001，17（4）：3.

[7] 牛丽颖，王鑫国，严玉平，等. 乌鸡白凤丸对去卵巢大鼠骨质疏松症的影响 [J]. 中成药，2004，26（11）：929.

[8] 王鑫国，王超玉，白霞，等. 乌鸡白凤丸对维甲酸所致大鼠骨质疏松症的影响 [J]. 中药药理与临床，2000，16（5）：7.

[9] 李小芹，贺蓉，周爱香，等. 乌鸡白凤口服液及丸剂对中毒性肝损伤影响的比较 [J]. 中药药理与临床，2000，16（4）：1.

[10] 吴跃进. 乌鸡白凤丸的药理研究概况 [J]. 中国中医药信息杂志，2005，12（8）：101.

[11] 王鑫国，葛喜珍，马岿，等. 乌鸡白凤丸对去卵巢大鼠脂代谢的影响 [J]. 中成药，2003，25（5）：396.

[12] 郭秋红，牛丽颖，王鑫国，等. 乌鸡白凤丸抗动脉硬化的机制研究 [J]. 中华实用中西医杂志，2004，17（1）：101.

参茸白凤丸

【处方】人参、熟地黄、鹿茸（酒制）、黄芪（酒制）、党参

（炙）、白术（制）、当归（酒蒸）、白芍（酒炙）、川芎（酒制）、胡芦巴（盐炙）、桑寄生（蒸）、续断（酒制）、香附（制）、益母草（酒制）、延胡索（制）、黄芩（酒制）、砂仁、炙甘草。

【功能与主治】益气补血，调经安胎。用于气血不足，月经不调，经期腹痛，经漏早产。

【用法与用量】口服。水蜜丸一次 6g，大蜜丸一次 1 丸，一日 1 次。

【注意事项】

1．本品益气养血，寒凝血瘀证、气滞血瘀证、肾阴肾阳不足证、痰阻胞脉者忌用。

2．孕妇需遵医嘱服用。

3．感冒发热者忌用。

4．胎动不安者宜卧床休息，禁房事。

【规格】水蜜丸，每袋装 6g；大蜜丸，每丸重 9.4g。

【贮藏】密封。

安坤赞育丸

【处方】鹿茸、鹿尾、鹿角胶、阿胶、紫河车、龟甲、鳖甲（醋制）、山茱萸（酒制）、菟丝子、肉苁蓉（酒制）、锁阳、牛膝、枸杞子、续断、杜仲（盐制）、桑寄生、补骨脂（盐制）、熟地黄、当归、白芍、川芎、人参、白术（麸炒）、茯苓、甘草、黄芪、泽泻、酸枣仁（炒）、龙眼肉、远志（制）、琥珀、红花、西红花、鸡血藤、丹参、川牛膝、乳香（醋制）、没药（醋制）、香附（醋制）、延胡索（醋制）、柴胡、木香、沉香、陈皮、乌药、藁本、紫苏叶、肉豆蔻（煨）、砂仁、橘红、地黄、北沙参、天冬、黄芩、黄柏、青蒿、白薇、秦艽、鸡冠花、赤石脂（煅）、丝绵（炭）、血余炭、艾叶（炭）。

【功能与主治】益气养血，调补肝肾。用于气血两虚、肝肾不足所致的月经不调、崩漏、带下病，症见月经量少，或淋漓不净、月经错后、神疲乏力、腰腿酸软、白带量多。

【用法与用量】口服。一次1丸，一日2次。

【注意事项】

1．血热或单纯的阴虚内热导致的月经失调、崩漏不宜使用。

2．湿热带下不宜使用。

3．孕妇禁用。

4．服药期间禁食寒凉食品。

【规格】每丸重9g。

【贮藏】密封。

（五）肝肾亏损证常用中成药品种

安坤赞育丸

见本病"气血虚弱证常用中成药品种"。

六味地黄丸（颗粒、胶囊、口服液、软胶囊）

【处方】熟地黄、酒萸肉、牡丹皮、山药、茯苓、泽泻。

【功能与主治】滋阴补肾。用于肾阴亏损，头晕耳鸣，腰膝酸软，骨蒸潮热，盗汗遗精，消渴。

【用法与用量】

丸剂：口服。规格（1）大蜜丸，一次1丸，一日2次；规格（2）浓缩丸，一次8丸，一日3次；规格（3）水蜜丸，一次6g，一日2次；规格（4）、（5）、（6）小蜜丸，一次9g，一日2次。

颗粒剂：开水冲服。一次5g，一日2次。

胶囊：口服。规格（1）一次1粒，规格（2）一次2粒，一日2次。

口服液：口服。一次10ml，一日2次；儿童酌减，或遵医嘱。

软胶囊：口服。一次3粒，一日2次。

【注意事项】

1．感冒者慎用，以免表邪不解。

2．本品药性滋腻，有碍消化，凡脾虚、气滞、食少纳呆者慎用。

3．本品为阴虚证所设，体实及阳虚者忌服。

4．服药期间饮食宜清淡，忌食辛辣、油腻之品。

【规格】

丸剂：（1）每丸重9g，（2）每8丸重1.44g（每8丸相当于饮片3g），（3）每袋装6g，（4）每袋装9g，（5）每瓶装60g，（6）每瓶装120g。

颗粒剂：每袋装5g。

胶囊：每粒装（1）0.3g，（2）0.5g。

口服液：每支装10ml。

软胶囊：每粒装0.38g。

【贮藏】密封，置阴凉干燥处。

【药理毒理】本品有降血糖、降血脂、抗肿瘤、增强机体非特异抵抗力等作用。

·**降血糖作用** 六味地黄丸能够显著降低OLETF大鼠血糖升高程度，延缓高血糖的出现，显著降低血浆胰岛素[1]；并能明显降低血糖，有效控制体重，改善胰岛素抵抗[2]。

·**降血脂作用**　六味地黄丸能提高 NO 水平，氧化低密度脂蛋白，从而调节高脂血症大鼠脂质代谢紊乱[3]。

·**抗肿瘤作用**　本方能提高肿瘤细胞 Cx 表达及 GJIC，提示六味地黄丸对肿瘤自杀基因治疗的增效作用与"缝隙连接机制"有关[4]。

·**增强机体非特异抵抗力作用**　本方口服能改善快速衰老模型小鼠、慢性悬吊应激及氢化可的松处理小鼠的学习记忆能力[5, 6]。本方可拮抗烫伤大鼠腹腔巨噬细胞吞噬活性、脾脏淋巴细胞转化增殖、IL-2 分泌、NK 细胞活性、RBC-C3bR 花环形成率和 RBC-IC 花环形成率受抑的作用，并能拮抗烫伤引起的促进腹腔巨噬细胞分泌 TNF、增加血清 IL-6 水平的作用[7]。另有研究发现，本方汤剂能抑制糖皮质激素诱导的胸腺淋巴细胞凋亡[8]，有拮抗糖皮质激素，诱导脾 T 淋巴细胞凋亡的作用[9]。

【参考文献】

[1] 钱毅，薛耀明，李佳，等．六味地黄丸对 OLETF 鼠胰岛素抵抗的影响 [J]．广东医学，2008，29（3）：371．

[2] 金智生，杨世勤，潘宇清，等．六味地黄丸对实验性糖尿病大鼠胰岛素敏感性影响 [J]．甘肃中医学院学报，2008，25（1）：9．

[3] 严璐佳，陈敏，陈晨，等．六味地黄丸对高脂模型大鼠血脂和主动脉的影响 [J]．福建中医药大学学报，2012，22（5）：56-57．

[4] 杜标炎，郭玉荣，易华，等．六味地黄丸含药血清对自杀基因治疗黑色素瘤增效作用的缝隙连接机制初探 [J]．中国中西医结合杂志，2013，33（5）：651-658．

[5] 张永祥．六味地黄汤现代药理学及化学的初步研究 [J]．基础医学与临床，2000，20（5）：399．

[6] 张大禄，范丙义．六味地黄方抗衰老作用研究 [J].中医药信息，2001，18（6）：19.

[7] 徐瑶，卞国武，吴敏毓，等．六味地黄汤对大鼠烫伤后免疫功能的影响 [J].中国实验方剂学杂志，2000，6（2）：31.

[8] 杜标炎，徐勤，吴绍锋，等．六味地黄汤对糖皮质激素肾阴虚模型免疫器官淋巴细胞凋亡的抑制作用 [I][J].广州中医药大学学报，2000，17（3）：204.

[9] 徐勤，杜标炎，罗慧，等．六味地黄汤对糖皮质激素肾阴虚模型免疫器官淋巴细胞凋亡的抑制作用 [II][J].广州中医药大学学报，2000，17（3）：207.

左归丸

【处方】熟地黄、菟丝子、牛膝、龟板胶、鹿角胶、山药、山茱萸、枸杞子。

【功能与主治】滋肾补阴。用于真阴不足，腰酸膝软，盗汗遗精，神疲口燥。

【用法与用量】口服。一次9g，一日 2次。

【禁忌】若属外感寒湿、湿热或跌扑外伤，气滞血瘀所致腰痛忌用。

【注意事项】

1．肾阳亏虚、命门火衰、阳虚腰痛者慎用。

2．治疗期间不宜食用辛辣、油腻之品。

3．本品含牛膝等药，孕妇慎用。

【规格】每10粒重1g。

【贮藏】密闭，防潮。

【药理毒理】左归丸有补肾作用。

·**补肾** 以 SD 雌性大鼠双侧卵巢切除增龄 3 月法复制肾虚模型，用左归丸给模型大鼠灌胃，结果显示左归丸可一定程度上改善肾虚大鼠骨髓间质干细胞（MSC_S）的增殖能力[1]。

【参考文献】

[1] 丁富平，黄进，张进，等. 左归丸对肾虚大鼠 MSC_S 增殖的影响 [J]. 时珍国医国药，2011，22（5）：1062-1064.

附二

治疗痛经的常用中成药简表

证型	药物名称	功能	主治病证	用法用量	备注
气滞血瘀证	调经活血片	调经活血，行气止痛。	用于月经不调，行经腹痛。	口服。一次 5 片，一日 3 次。	
	妇科得生丸	养血疏肝，活血调经。	用于气滞血瘀、肝气不舒所致的月经不调、月经前后诸证，症见经行错后或提前、经量少有血块、经前烦躁易怒、胸闷不舒、双乳胀痛。	口服。一次 1 丸，一日 2 次。	药典
	七制香附丸	疏肝理气，调经养血。	用于气滞血瘀所致的痛经、月经量少、闭经，症见胁肋胀痛、经行量少、行经小腹胀痛、经前双乳胀痛、经水数月不行。	口服。一次 6g，一日 2 次。	药典、医保

续表

证型	药物名称	功能	主治病证	用法用量	备注
气滞血瘀证	痛经片	理气活血，温经散寒。	用于气滞血瘀寒凝所致痛经，症见经前经期小腹胀痛或冷痛，经色紫黯、有块、块下痛减、得热则舒，伴乳房胀痛。	口服。一次8片，一日3次，临经时服用。	药典
	血府逐瘀丸（口服液、胶囊、片、颗粒）	活血祛瘀，行气止痛。	用于气滞血瘀所致的胸痹，头痛日久、痛如针刺而有定处，内热烦闷，心悸失眠，急躁易怒。	丸剂：空腹，用红糖水送服。规格（1）大蜜丸，一次1~2丸；规格（2）水蜜丸，一次6~12g；规格（3）水丸，一次1~2袋；规格（4）小蜜丸，一次9~18g（45~90丸），一日2次。口服液：口服。一次10ml，一日3次；或遵医嘱。胶囊：口服。一次6粒，一日2次，1个月为一疗程。片剂：口服。一次2~3片，一日2~3次。颗粒剂：口服。一次1袋，一日3次。	丸剂：基药，医保 口服液：基药，药典，医保 胶囊：药典，医保，基药 片剂：医保 颗粒剂：医保
	妇科十味片	养血疏肝，调经止痛。	用于血虚肝郁所致月经不调、痛经、月经前后诸证，症见行经后错，经水量少，有血块，行经小腹疼痛，血块排出痛减，经前双乳胀痛，烦躁，食欲不振。	口服。一次4片，一日3次。	基药，药典，医保

证型	药物名称	功能	主治病证	用法用量	备注
气滞血瘀证	元胡止痛片（颗粒、胶囊、滴丸、软胶囊、口服液）	理气，活血，止痛。	用于气滞血瘀的胃痛、胁痛、头痛及痛经。	片剂：口服。规格（1）、（2）一次4～6片，一日3次；或遵医嘱。颗粒剂：开水冲服。一次1袋，一日3次；或遵医嘱。胶囊：口服。规格（1）一次4～6粒，规格（2）一次2～3粒，一日3次；或遵医嘱。滴丸：口服。一次20～30丸，一日3次；或遵医嘱。软胶囊：口服。一次2粒，一日3次；或遵医嘱。口服液：口服。一次10ml，一日3次；或遵医嘱。	片剂：药典，基药，医保颗粒剂：药典，基药，医保胶囊：药典，基药，医保滴丸：药典，基药，医保软胶囊：药典口服液：药典
寒凝血瘀证	艾附暖宫丸	理气，养血，暖宫调经。	用于血虚气滞、下焦虚寒所致的月经不调、痛经，症见经行后错、经量少，有血块，小腹疼痛，经行小腹冷痛喜热，腰膝酸痛。	口服。规格（1）大蜜丸，一次1丸；规格（2）、（5）小蜜丸，一次9g；规格（3）、（4）水蜜丸，一次4.5g；规格（6）、（7）水蜜丸，一次6g，一日2～3次。	基药，医保，药典
	田七痛经胶囊	活血止血，温经止痛。	用于血瘀所致月经量多、痛经，症见经血量多、有血块，血色紫黯，小腹冷痛喜热、拒按。	口服。经期或经前5天，一次3～5粒，一日3次；经后可继续服用，一次3～5粒，一日2～3次。	药典，医保
	少腹逐瘀丸（颗粒、胶囊）	温经活血，散寒止痛。	用于寒凝血瘀所致的月经后期、痛经、产后腹痛，症见行经后错、行经小腹冷痛、经血紫暗、有血块，产后小腹疼痛喜热、拒按。	丸剂：温黄酒或温开水送服。一次1丸，一日2～3次。颗粒剂：规格（1）开水冲服，一次1.6g，一日2～3次；规格（2）用温黄酒或温开水送服，一次5g，一日3	丸剂：药典，医保，基药颗粒剂：药典，医保，基药胶囊：医保，基药

证型	药物名称	功能	主治病证	用法用量	备注
寒凝血瘀证				次；或遵医嘱。胶囊：温开水送服。一次3粒，一日3次；或遵医嘱。	
	痛经宝颗粒	温经化瘀，理气止痛。	用于寒凝气滞血瘀，妇女痛经，少腹冷痛，月经不调，经色暗淡。	温开水冲服。一次1袋，一日2次。于月经前1周开始，持续至月经来3天后停服，连续服用3个月经周期。	药典，医保
	通经甘露丸	活血祛瘀，散结消癥。	用于瘀血阻滞所致的闭经、痛经、癥瘕，症见经水日久不行，或经行小腹疼痛、腹有癥块。	温黄酒或温开水送服。一次6g，一日2次。	药典
	独一味胶囊（片）	活血止痛，化瘀止血。	用于多种外科手术后的刀口疼痛、出血，外伤骨折，筋骨扭伤，风湿痹痛以及崩漏，痛经，牙龈肿痛、出血。	胶囊：口服。一次3粒，一日3次，7天为一疗程；或必要时服。片剂：口服。一次3片，一日3次，7天为一疗程；或必要时服。	药典
	妇女痛经丸（颗粒）	活血调经止痛。	用于气血凝滞所致的痛经、月经不调，症见经行不畅、有血块，或经量较多、经期腹痛、经水畅行后痛缓。	丸剂：口服。一次50粒，一日2次。颗粒剂：开水冲服。一次1袋，一日2次。	丸剂：药典，医保颗粒剂：医保
	龙血竭肠溶片（胶囊）	活血散瘀，定痛止血，敛疮生肌。	用于跌打损伤，瘀血作痛。	肠溶片：口服。一次4~6片，一日3次。胶囊：口服。一次4~6粒，一日3次；外用，取内容物适量，敷患处或用酒调敷患处。	肠溶片：医保胶囊：医保

证型	药物名称	功能	主治病证	用法用量	备注
湿热瘀阻证	花红片（颗粒、胶囊）	清热解毒，燥湿止带，祛瘀止痛。	用于湿热瘀滞所致带下病、月经不调，症见带下量多、色黄质稠、小腹隐痛、腰骶酸痛、经行腹痛；慢性盆腔炎、附件炎、子宫内膜炎见上述证候者。	片剂：口服。规格（1）、（2）一次4～5片，一日3次，7天为一疗程，必要时可连服2～3个疗程，每疗程之间停药3天。颗粒剂：开水冲服。一次1袋，一日3次，7天为一疗程，必要时可连服2～3个疗程，每疗程之间停药3天。胶囊：口服。一次3粒，一日3次，7天为一疗程，必要时可连服2～3个疗程，每疗程之间停药3天。	片剂：药典，基药，医保颗粒剂：药典，医保，基药胶囊：医保，基药
	经带宁胶囊	清热解毒，除湿止带，调经止痛。	用于热毒瘀滞所致的经期腹痛，经血色黯，挟有血块，带下量多，阴部瘙痒灼热。	口服。一次3～4粒，一日3次。	
	康妇消炎栓	清热解毒，利湿散结，杀虫止痒。	用于湿热、湿毒所致的腰痛，小腹痛，带下病，阴痒，阴蚀。	直肠给药。一次1粒，一日1～2次。	医保
	调经止带丸	补血调经，清热利湿。	用于经期延长，淋漓不净，赤白带下。	口服。一次9～12g，一日1～2次。	
气血虚弱证	八珍丸（颗粒、胶囊）	补气益血。	用于气血两虚，面色萎黄，食欲不振，四肢乏力，月经过多。	丸剂：口服。规格（1）大蜜丸，一次1丸，一日2次；规格（2）、（4）浓缩丸，一次8丸，一日3次；规格（3）水蜜丸，一次6g，一日2次。	丸剂：药典，基药，医保颗粒剂：药典，基药，医保胶囊：基药，医保

证型	药物名称	功能	主治病证	用法用量	备注
气血虚弱证				颗粒剂：开水冲服。规格（1）、（2）一次1袋，一日2次。胶囊：口服，一次3粒，一日2次。	
	八珍益母丸（胶囊、片、膏）	益气养血，活血调经。	用于气血两虚兼有血瘀所致的月经不调，症见月经周期错后，行经量少，淋漓不净，精神不振，肢体乏力。	丸剂：口服。规格（1）大蜜丸，一次1丸；规格（2）、（4）、（5）水蜜丸，一次6g；规格（3）小蜜丸，一次9g，一日2次。胶囊：口服。一次3粒，一日3次。片剂：口服。一次2～3片，一日2次。膏剂：口服。一次10g（约相当于1/10瓶），一日2次。	丸剂：药典，基药，医保胶囊：医保，基药，药典片剂：医保
	定坤丹	滋补气血，调经舒郁。	用于气血两虚，气滞血瘀所致的月经不调、行经腹痛、崩漏下血、赤白带下、血晕血脱、产后诸虚、骨蒸潮热。	口服。一次半丸至1丸，一日2次。	药典，医保
	妇康宁片	养血理气，活血调经。	用于血虚气滞所致的月经不调，症见月经周期后错，经水量少、有血块，经期腹痛。	口服。一次8片，一日2～3次或经前4～5天服用。	药典
	宁坤丸	补气养血，调经止痛。	用于妇女血虚气滞，月经不调，经前经后腹痛腰痛。	口服。大蜜丸一次1丸，水蜜丸一次4g，一日2次。	

证型	药物名称	功能	主治病证	用法用量	备注
气血虚弱证	乌鸡白凤丸（片、胶囊）	补气养血，调经止带。	用于气血两虚，身体瘦弱，腰膝酸软，月经不调，崩漏带下。	丸剂：口服。规格（1）大蜜丸，一次1丸，一日2次；规格（2）水蜜丸，一次6g，一日2次；规格（3）小蜜丸，一次9g，一日2次；规格（4）浓缩丸，一次9g，一日1次；或将药丸加适量开水溶后服。 片剂：口服。一次2片，一日2次。 胶囊：口服。一次2~3粒，一日3次。	丸剂：基药，药典，医保 片剂：药典，基药，医保 胶囊：基药，医保
	参茸白凤丸	益气补血，调经安胎。	用于气血不足，月经不调，经期腹痛，经漏早产。	口服。水蜜丸一次6g，大蜜丸一次1丸，一日1次。	药典
	安坤赞育丸	益气养血，调补肝肾。	用于气血两虚、肝肾不足所致的月经不调、崩漏、带下病，症见月经量少，或淋漓不净、月经错后、神疲乏力、腰腿酸软、白带量多。	口服。一次1丸，一日2次。	药典，医保
肝肾亏损证	安坤赞育丸	同上	同上	同上	同上
	六味地黄丸（颗粒、胶囊、口服液、软胶囊）	滋阴补肾。	用于肾阴亏损，头晕耳鸣，腰膝酸软，骨蒸潮热，盗汗遗精，消渴。	丸剂：口服。规格（1）大蜜丸，一次1丸，一日2次；规格（2）浓缩丸，一次8丸，一日3次；规格（3）水蜜丸，一次6g，一日2次；规格（4）、（5）、（6）小蜜丸，一次9g，一日2次。 颗粒剂：开水冲服。一	丸剂：药典，基药，医保，社保 颗粒剂：药典，基药，医保 胶囊：药典，基药，医保 口服液：药典，医保

续表

证型	药物名称	功能	主治病证	用法用量	备注
肝肾亏损证				次 5g，一日 2 次。 胶囊：口服。规格（1）一次 1 粒，规格（2）一次 2 粒，一日 2 次。 口服液：口服。一次 10ml，一日 2 次；儿童酌减，或遵医嘱。 软胶囊：口服。一次 3 粒，一日 2 次。	软胶囊：药典，医保
	左归丸	滋肾补阴。	用于真阴不足，腰酸膝软，盗汗遗精，神疲口燥。	口服。一次 9g，一日 2 次。	药典，医保

阴道炎

阴道炎（vaginitis）是妇科最常见疾病，各年龄组均可发病。阴道与尿道、肛门毗邻，局部潮湿，易受污染；生育年龄妇女性活动较频繁，且阴道是分娩、宫腔操作的必经之道，容易受到损伤及外界病原体的感染；绝经后妇女及婴幼儿雌激素水平低，局部抵抗力下降，也容易发生感染。

阴道正常微生物群：正常阴道内有病原体寄居形成正常微生物群。这些微生物群主要包括：①革兰阳性需氧菌及兼性厌氧菌，②革兰阴性需氧菌及兼性厌氧菌，③专性厌氧菌，④支原体及假丝酵母菌。正常阴道内虽有多种细菌存在，但由于阴道与这些菌群之间形成生态平衡并不致病。阴道生态平衡一旦被打破或外源病原体侵入，即可导致炎症发生。

阴道炎的临床表现主要是阴道分泌物增多及阴痒，但因病原体不同，分泌物特点、性质及瘙痒轻重不同。滴虫阴道炎分泌物特点为稀薄脓性、黄绿色、泡沫状、伴臭味；外阴阴道假丝酵母菌病分泌物特点为白色稠厚凝乳状或豆腐渣样；细菌性阴道病分泌物特点为灰白色，均匀一致，稀薄，伴鱼腥臭味。分泌物检查：滴虫性阴道炎分泌物湿片法，镜下可见滴虫及大量白细胞；外阴阴道假丝酵母菌病分泌物湿片法，镜下可见芽生孢子和假菌丝及少量白细胞；细菌性阴道病分泌物湿片法，镜下可见线索细胞和极少量白细胞。

西医根据各种阴道炎的致病微生物种类不同，采用局部或口服抗生素及抗真菌药物治疗。

中医称本病为"阴痒"或"带下"，是由于体虚或感受湿毒所致的疾病。

一、中医病因病机分析及常见证型

中医认为本病发病机制有虚、实、虚实夹杂三个方面。因脾虚湿困、肾阳亏虚而致阴痒者，属虚证；因湿热下注、湿毒蕴结致阴痒者，为实证；阴虚夹湿致阴痒者，为虚实夹杂证。"阴痒"或"带下"的常见证型有脾虚湿困证、阴虚夹湿证、肾阳亏虚证、湿热下注证、湿毒蕴结证。

二、辨证选择中成药

1. 脾虚湿困证

【临床表现】分泌物色白或淡黄，量多如涕，质稀薄，无臭，绵绵不断，纳少便溏，神疲倦怠；舌淡胖，苔白腻，脉缓弱。

【辨证要点】分泌物色白或淡黄，量多，纳少，神疲；舌淡胖，苔白腻，脉缓弱。

【病机简析】脾阳虚弱，运化失职，水湿内停，湿浊下注，损伤任带二脉，约固无力，故带下量多，色白或淡黄，质稀薄，无臭气，绵绵不断；脾虚运化失职，则纳少便溏；脾虚中阳不振，则神疲倦怠；舌淡胖，苔白腻，脉缓弱，皆为脾虚之征。

【治法】健脾益气，升阳除湿。

【辨证选药】可选妇良片、除湿白带丸、千金止带丸、妇科白带膏。

此类中成药多以白术、山药、茯苓等药物组成，可发挥良好的健脾、利湿、止带的作用。

2. 阴虚夹湿证

【临床表现】分泌物色黄或兼赤，量少，质黏或有臭气，阴部干涩不适，或有灼热感，腰膝酸软，头晕耳鸣，五心烦热，失眠多梦；舌红，苔少或黄腻，脉细数。

【辨证要点】分泌物色黄或兼赤，量少，阴部干涩不适，腰膝酸软；舌红，苔少或黄腻，脉细数。

【病机简析】肾阴不足，相火偏旺，损伤血络，复感湿邪，伤及任带二脉，故带下色黄或兼赤，质稠，有臭气，阴部灼热感；阴精亏虚，阴部失荣，故干涩不适；腰为肾之外府，肾虚则腰膝酸软；肾阴亏损，髓海不足，则头晕耳鸣，阴虚内热，热扰心神，则五心烦热，失眠多梦；舌红，苔少或黄腻，脉细数，均为阴虚夹湿之征。

【治法】滋阴益肾，清热祛湿。

【辨证选药】可选知柏地黄丸（片）、左归丸、固经丸、同仁乌鸡白凤口服液（丸）。

此类中成药多由熟地、龟甲、青蒿等药物组成，可发挥滋阴、清热、止带的作用。

3. 肾阳亏虚证

【临床表现】分泌物量多，色白清冷，稀薄如水，或透明如鸡子清，绵绵不绝，头晕耳鸣，腰痛如折，畏寒肢冷，小腹冷感，小便频数清长，夜间尤甚，大便溏薄，面色晦黯；舌质淡，苔薄白，脉沉细而迟。

【辨证要点】分泌物量多，稀薄如水，头晕耳鸣，腰酸腹冷，小便频数清长；舌质淡，苔薄白，脉沉细而迟。

【病机简析】肾阳不足，命门火衰，气化失常，寒湿内盛，致带脉失约，任脉不固，故带下量多，色白清冷，稀薄如水，绵绵不绝；肾虚髓海不足，故头晕耳鸣，面色晦黯；肾阳虚外府失荣，故腰痛如折；阳虚寒从内生，故畏寒肢冷；肾阳虚胞络失于温煦，故小腹冷感；膀胱失于温煦，气化失常，故小便频数清长，夜间尤甚；火不温土，故大便溏薄；舌质淡，苔薄白，脉沉细而迟，皆为肾阳不足，虚寒内盛之征。

【治法】温肾助阳，涩精止带。

【辨证选药】可选右归丸、金匮肾气丸（片）、暖宫七味散（丸）、千金止带丸。

此类中成药多由附子、丁香、肉桂等药物组成，可发挥温补肾阳、止带的作用。

4. 湿热下注证

【临床表现】带下量多，色黄或呈脓性，质黏稠，有臭气，或带下色白质黏，呈豆渣样，外阴瘙痒；小腹作痛，口苦口腻，胸闷纳呆，小便短赤；舌红，苔黄腻，脉滑数。

【辨证要点】分泌物量多，质黏稠，口苦口腻，胸闷纳呆，小便短赤；舌红，苔黄腻，脉滑数。

【病机简析】湿热蕴结于下，损伤任带二脉，故带下量多，色黄或如脓，质黏稠，或浊如豆渣样，有秽臭，阴痒；湿热蕴结，遏阻气机，则小腹作痛；湿热内盛，阻于中焦，则口苦口腻，胸闷纳呆；小便短赤，舌红，苔黄腻，脉滑数均为湿热之征。

【治法】清热利湿，佐以解毒杀虫。

【辨证选药】本型阴道炎主要以阴道局部用药为主，可同时配合口服用药，可选洁尔阴泡腾片（洗液）、妇宁栓、皮肤康洗液、治糜灵栓、消糜栓、杏香兔耳风片、复方杏香兔耳风颗粒、抗宫炎片（胶囊、颗粒）、四妙丸、白带丸、龙胆泻肝丸（颗粒、口服液）。

此类中成药多以苦参、黄柏、蛇床子、白鲜皮等药物，发挥良好的清热解毒燥湿的作用。

5. 湿毒蕴结证

【临床表现】带下量多，黄绿如脓，或赤白相兼，或五色杂下，质黏腻，臭秽难闻；小腹疼痛，腰骶酸痛，烦热头晕，口苦咽干，小便短赤，大便干结；舌红，苔黄或黄腻，脉滑数。

【辨证要点】带下黄绿如脓，或赤白相兼，或五色杂下，质黏腻，臭秽难闻，口苦咽干，小便短赤，大便干结；舌红，苔黄或黄腻，脉滑数。

【病机简析】热毒损伤任带，故带下赤白，或五色带下；热毒蕴蒸，则带下质黏如脓样，臭秽难闻；热毒伤津，则烦热头晕，口苦咽干，尿黄便秘；舌红，苔黄或黄腻，脉滑数均为热毒之征。

【治法】清热解毒。

【辨证选药】本型阴道炎主要以阴道局部用药为主，可同时配合口服用药，可选花红片（颗粒、胶囊）、红核妇洁洗液、保妇康凝胶（泡沫剂、阴道泡腾片、栓）、百草妇炎清栓。

此类中成药多由白花蛇舌草、鱼腥草、土茯苓等药物组成，可发挥良好的清热解毒、燥湿的作用。

三、用药注意

临床选药必须以辨证论治的思想为指导，针对不同证型，选择与其相对证的药物，才能收到较为满意的疗效。另外，患者用药务必咨询医师，且应观察用药后病情改善情况，若症状持续存在，应就医治疗。如正在服用其他药品，应当告知医师或药师。药品贮藏宜得当，存于阴凉干燥处，药品性状发生改变时禁止服用。药品必须妥善保管，放在儿童不能接触的地方，以防发生意外。儿童若需用药，务请咨询医师，并必须在成人的监护下使用。对于具体药品的饮食禁忌、配伍禁忌、妊娠禁忌、证候禁忌、病证禁忌、特殊体质禁忌、特殊人群禁忌等，各药品内容中均有详细介绍，用药前务必仔细阅读。

附一

常用治疗阴道炎的中成药药品介绍

（一）脾虚湿困证常用中成药品种

妇良片

【处方】当归、熟地黄、白芍、阿胶（海蛤粉炒珠）、白术、山药、续断、白芷、地榆（炒）、血余炭、牡蛎（煅）、海螵蛸。

【功能与主治】补血健脾，固经止带。用于血虚脾弱所致的月经不调、带下病，症见月经过多、持续不断、崩漏色淡、经后少腹隐痛、头晕目眩、面色无华、或带多清稀。

【用法用量】口服。一次4～6片，一日3次。

【注意事项】

1．暴崩者慎用。

2．湿热下注，带黄腥臭者禁用。

3．血热证者慎用。

4．糖尿病患者慎用。

【规格】片芯重 0.3g。

【贮藏】密封。

除湿白带丸

【处方】党参、白术（麸炒）、山药、苍术、车前子（炒）、芡实、陈皮、柴胡、当归、白芍、茜草、荆芥（炭）、黄柏（炭）、海螵蛸、牡蛎（煅）、白果仁。

【功能与主治】健脾益气，除湿止带。用于脾虚湿盛所致的带下病，症见带下量多、色白质稀、纳少、腹胀、便溏。

【用法用量】口服。一次 6～9g，一日 2 次。

【注意事项】

1．本品健脾益气、除湿止带，寒湿带下者慎用。

2．孕妇忌用。

3．饮食宜清淡，应忌辛辣及肥甘厚味之品。

【规格】每 20 粒重 1g。

【贮藏】密封。

千金止带丸

【处方】党参、白术（炒）、杜仲（盐炒）、续断、补骨脂（盐炒）、当归、白芍、川芎、延胡索（醋炙）、香附（醋炙）、木香、小茴香（盐炒）、青黛、鸡冠花、椿皮（炒）、牡蛎（煅）、砂仁。

【功能与主治】健脾补肾，调经止带。用于脾肾两虚所致的月经不调、带下病，症见月经先后不定期、量多或淋沥不净、色淡无块，或带下量多、色白清稀、神疲乏力、腰膝酸软。

【用法用量】口服。水丸一次 6 ~ 9g，一日 2 ~ 3 次；大蜜丸一次 1 丸，一日 2 次。

【注意事项】

1．本品健脾补肾，肝郁血瘀证、湿热证、热毒证者忌用。

2．孕妇慎用。

【规格】水丸，每 100 丸重 30g；大蜜丸，每丸重 9g。

【贮藏】密封。

妇科白带膏

【处方】白术（炒）、苍术、党参、山药、陈皮、柴胡、车前子、荆芥、白芍、甘草。

【功能与主治】健脾疏肝，除湿止带。用于脾虚湿盛所致的带下病，症见带下量多，色白质稀，纳少，便溏，腰腿酸痛。

【用法用量】口服。一次 15g，一日 2 次。

【注意事项】

1．本品健脾除湿止带，湿热带下者慎用。

2．本品含淡渗滑利之品，孕妇慎用。

3．饮食宜清淡，应忌辛辣及肥甘厚味之品，以免生热。

【规格】每瓶装 200g。

【贮藏】密封，防潮。

（二）阴虚夹湿证常用中成药品种

知柏地黄丸（片）

【处方】 知母、黄柏、熟地黄、山茱萸（制）、牡丹皮、山药、茯苓、泽泻。

【功能与主治】 滋阴降火。用于阴虚火旺，潮热盗汗，口干咽痛，耳鸣遗精，小便短赤。

【用法与用量】

丸剂：口服。规格（1）大蜜丸，一次1丸，一日2次；规格（2）、（6）浓缩丸，一次8丸，一日3次；规格（3）、（5）水蜜丸，一次6g，一日2次；规格（4）小蜜丸，一次9g，一日2次。

片剂：口服。一次6片，一日4次。

【注意事项】

1．本品为阴虚火旺证而设，气虚发热及实热者忌服。

2．感冒者慎用，以免表邪不解。

3．本品药性滋腻而寒凉，凡脾虚便溏、气滞中满者不宜使用。

4．服药期间饮食宜选清淡易消化之品，忌食辛辣、油腻之品。

【规格】

丸剂：（1）每丸重9g，（2）每10丸重1.7g，（3）每袋装6g，（4）每袋装9g，（5）每瓶装60g，（6）每8丸相当于原生药3g。

片剂：每瓶装100片。

【贮藏】 密封。

左归丸

【处方】熟地黄、菟丝子、牛膝、龟板胶、鹿角胶、山药、山茱萸、枸杞子。

【功能与主治】滋肾补阴。用于真阴不足，腰酸膝软，盗汗遗精，神疲口燥。

【用法与用量】口服。一次 9g，一日 2 次。

【禁忌】若属外感寒湿、湿热或跌扑外伤，气滞血瘀所致腰痛忌用。

【注意事项】

1．肾阳亏虚、命门火衰、阳虚腰痛者慎用。

2．治疗期间不宜食用辛辣、油腻之品。

3．本品含牛膝等药，孕妇慎用。

【规格】每 10 粒重 1g。

【贮藏】密闭，防潮。

【药理毒理】左归丸有补肾作用。

·**补肾**　以 SD 雌性大鼠双侧卵巢切除增龄 3 月法复制肾虚模型，用左归丸给予模型大鼠灌胃，结果显示左归丸可一定程度上改善肾虚大鼠骨髓间质干细胞（MSCs）的增殖能力[1]。

【参考文献】

[1] 丁富平，黄进，张进，等．左归丸对肾虚大鼠MSCs增殖的影响 [J]．时珍国医国药，2011，22（5）：1062-1064.

固经丸

【处方】龟甲（制）、白芍（炒）、黄柏（盐炒）、黄芩（酒炒）、椿皮（炒）、香附。

【功能与主治】滋阴清热，固经止带。用于阴虚血热，月经先期，经血量多、色紫黑，赤白带下。

【用法与用量】口服。一次 6g，一日 2 次。

【注意事项】

1．本方清热养阴，脾胃虚寒者忌用。有瘀者不宜用，以防留瘀之弊。

2．服药期间饮食宜清淡，忌食辛辣、油腻之品。

3．孕妇服用，请向医师咨询。

【规格】水丸，每 100 粒重 6g。

【贮藏】密封，防潮。

同仁乌鸡白凤口服液（丸）

【处方】乌鸡（去毛、爪、肠）、人参、黄芪、山药、鹿角、熟地黄、白芍、当归、地黄、天冬、青蒿、银柴胡、香附（醋炙）、丹参、川芎、桑螵蛸、芡实（炒）、牡蛎（煅）、甘草。

【功能与主治】益气养血，滋阴清热。用于气血两虚、阴虚有热所致的月经失调、崩漏、带下病，症见经行错后或提前、经水量多、淋沥不净、带下量多、黄白相兼、腰膝酸软、虚热盗汗。

【用法与用量】

口服液：口服。一次 10ml，一日 2 次；或遵医嘱。

丸剂：温黄酒或温开水送服。水蜜丸一次 6g，大蜜丸一次 1丸，一日 2 次。

【注意事项】

1．瘀血所致的月经失调、崩漏不宜使用。带下病属寒湿者不宜使用。

2．服药期间慎食辛辣刺激食物。

3．服药后出血不减，或带下量仍多，请医师诊治。

4．月经先期服药后未效者，请向医师咨询。

【规格】

口服液：每支装 10ml。

丸剂：水蜜丸，每 100 粒重 12g；大蜜丸，每丸重 9g。

【贮藏】密封，置阴凉处。

（三）肾阳亏虚证常用中成药品种

右归丸

【处方】肉桂、附子（炮附片）、鹿角胶、杜仲（盐炒）、菟丝子、山茱萸（酒制）、熟地黄、枸杞子、当归、山药。

【功能与主治】温补肾阳，填精止遗。用于肾阳不足，命门火衰，腰膝酸冷，精神不振，怯寒畏冷，阳痿遗精，大便溏薄，尿频而清。

【用法与用量】口服。小蜜丸一次 9g，大蜜丸一次 1 丸，一日 3 次。

【注意事项】

1．本品温肾涩精，用于肾阳亏虚、精关不固的遗精虚证，若阴虚火旺、心肾不交，或湿热下注、扰动精室，或劳伤心脾、气不摄精者忌用。

2．本品为命门火衰、精气虚寒、阳痿虚证所设，若思虑忧郁、劳伤心脾、恐惧伤肾、湿热下注所致阳痿忌用。

3．本品为脾肾阳虚泄泻所致，若外感寒湿或外感暑湿、湿热以及食滞伤胃、肝气乘脾所致泄泻忌用。

4．服药期间忌生冷饮食，忌房事。

5．方中含肉桂、附子大温大热之品，不宜过服，以免伤阴；孕妇慎用。

【规格】（1）小蜜丸，每10丸重1.8g；（2）大蜜丸，每丸重9g。

【贮藏】密封。

【药理毒理】本品有一定抗实验性肾阳虚证作用。

·对肾阳虚证模型的影响　右归丸对卵巢切除加地塞米松所致大鼠肾阳虚子宫发育不良模型可促进子宫发育[1]。还能改善烃基脲复制的家兔肾阳虚证模型的代谢紊乱，使血清总蛋白水平有所恢复，缓解肝、肾功能急性损伤，胆固醇合成量增加，甘油三酯水平回落，皮质醇及乳酸脱氢酶水平升高，糖合成量、糖酵解强度提高，家兔体温亦有所回升[2]。

·其他作用　右归丸灌胃，能抑制老年大鼠脑干的单胺氧化酶（MAO-B）活性，降低大脑皮层去甲肾上腺素含量，使老龄大鼠下丘脑兴奋性与抑制性氨基酸类神经递质含量明显回升[3]。

【参考文献】

[1] 范扶民，陈晓钟.肾阳虚型大鼠子宫发育不良模型的建立及其特征研究——子宫组织形态学特性研究[J].山西中医学院学报，2003，4（1）：11.

[2] 薛莎，汤学军，马威，等.右归丸对家兔肾阳虚证生化指标及皮质醇的影响[J].中医杂志，2001，42（7）：434.

[3] 王静，施建蓉，金国琴，等.三种补肾方对老年大鼠下丘神经递质的影响[J].医药导报，2003，22（3）：142.

金匮肾气丸（片）

【处方】地黄、山茱萸（酒炙）、山药、牡丹皮、泽泻、茯苓、桂枝、附子（炙）、牛膝（去头）、车前子（盐炙）。

【功能与主治】温补肾阳，化气行水。用于肾虚水肿，腰膝酸软，小便不利，畏寒肢冷。

【用法与用量】

丸剂：口服。规格（1）大蜜丸，一次1丸；规格（2）水蜜丸，一次4～5g（20～25粒），一日2次。

片剂：口服。一次4片，一日2次。

【禁忌】

1．孕妇忌服。

2．忌房欲、气恼。

3．忌食生冷食物。

【注意事项】阴虚内热者慎服。

【规格】

丸剂：（1）每丸重6g，（2）每100粒重20g。

片剂：每片重0.27g。

【贮藏】密闭。

暖宫七味散（丸）

【处方】白豆蔻、天冬、手掌参、沉香、肉豆蔻、黄精、丁香。

【功能与主治】调经养血，温暖子宫，驱寒止痛。用于心、肾"赫依"病，气滞腰痛，小腹冷痛，月经不调，白带过多。

【用法与用量】

散剂：口服。一次1.5～3g，一日1～2次。

丸剂：口服。一次 11～15 粒，一日 1～2 次。

【禁忌】 孕妇忌服。

【注意事项】

1．忌食寒凉、生冷食物。

2．感冒时不宜服用本药。

3．忌气恼劳碌。

4．平素月经量正常，突然出现经量过多、经期延长、月经后错、经量过少者，须去医院就诊。

5．经期延长，月经量过多合并贫血者，应在医师指导下服用。

6．青春期少女及更年期妇女应在医师指导下服用。

7．一般服药 1 个月经周期，症状无改善，或月经量过多，或经水淋漓不净超过半个月，或出现其他症状者，应去医院就诊。

8．对本品过敏者禁用，过敏体质者慎用。

9．本品性状发生改变时禁止使用。

10．请将本品放在儿童不能接触的地方。

11．如正在使用其他药品，使用本品前请咨询医师或药师。

【规格】

散剂：每袋装 15g。

丸剂：每 10 粒重 2g。

【贮藏】 密闭，防潮。

【药理毒理】 本品有松弛肠平滑肌、舒张子宫平滑肌等作用。

· **松弛肠平滑肌** 本品对兔离体肠平滑肌有松弛作用[1]。

· **舒张子宫平滑肌** 本品对大鼠离体子宫平滑肌有舒张作用[2]。

【参考文献】

[1] 刘和莉，武海军，徐继辉，等．暖宫七味胶囊对兔离体肠

平滑肌的作用 [J]. 包头医学院学报，2002，18（2）：91-92.

[2] 郝奋，杨玉梅，应康，等. 暖宫七味胶囊与水丸对大鼠离体子宫的作用比较 [J]. 包头医学院学报，2002，18（3）：180-181.

千金止带丸

见本病"脾虚湿困证常用中成药品种"。

（四）湿热下注证常用中成药品种

洁尔阴泡腾片（洗液）

【处方】 黄芩、苦参、金银花、栀子、土荆皮、黄柏、茵陈、地肤子、蛇床子、薄荷、艾叶、独活、苍术、石菖蒲。

【功能与主治】 清热燥湿，杀虫止痒。用于妇女湿热带下，症见阴部瘙痒红肿，带下量多、色黄或如豆渣状，口苦口干，尿黄便结；霉菌性、滴虫性及细菌性阴道病见上述证候者。

【用法用量】

片剂：外用。置阴道深部，每晚 1 片，或早晚各 1 片；或遵医嘱，7 天为一疗程。

洗液：外阴、阴道炎：用 10% 浓度洗液（即取本品 10ml 加温开水至 100ml 混匀）擦洗外阴，用冲洗器将 10% 的洁尔阴洗液送至阴道深部冲洗阴道，一日 1 次，7 天为一疗程。

【不良反应】 据报道，本品不良反应有接触性皮炎。

【注意事项】

1. 寒湿带下者慎用。

2. 本品含苦寒通利药物，孕妇忌用。

3．月经期前至经净 3 天内停用，切忌内服。

4．饮食宜清淡，忌食辛辣、厚味之品。

5．注意保持冲洗器的清洁。

6．本品系外用药，使用期限为 4 年。

【规格】

片剂：泡腾片，每片重 0.3g。

洗剂：每瓶装（1）60ml，（2）120ml，（3）220ml。

【贮藏】密封，防潮。

妇宁栓

【处方】苦参、黄芩、黄柏、猪胆粉、乳香、没药、莪术、儿茶、蛤壳粉、冰片、红丹。

【功能与主治】清热解毒，燥湿杀虫，去腐生肌。用于湿热下注所致的带下病、阴痒、阴蚀，症见黄白带下、量多味臭、阴部瘙痒或有小腹疼痛；阴道炎、阴道溃疡、宫颈糜烂见上述证候者。

【用法用量】洗净外阴部，将栓剂塞入阴道深部或在医师指导下用药。每晚 1 粒，重症早晚各 1 粒。

【注意事项】

1．本品含红丹及活血药物，孕妇忌用。

2．月经期前至经净 3 天内停用，切忌内服。

3．饮食宜清淡，忌食辛辣、厚味之品。

【规格】每粒重 1.6g（棉条型每粒含原药材 3.59g）。

【贮藏】密封，置阴凉干燥处。

皮肤康洗液

【处方】金银花、蒲公英、马齿苋、土茯苓、蛇床子、白鲜皮、赤芍、地榆、大黄、甘草。

【功能与主治】 清热解毒，除湿止痒。用于湿热蕴阻肌肤所致的湿疮、阴痒，症见皮肤红斑、丘疹、水疱、糜烂、瘙痒，或白带量多，阴部瘙痒；急性湿疹、阴道炎见上述证候者。

【用法用量】 急性湿疹：一次适量，外搽皮损处，有糜烂面者可稀释5倍后湿敷，一日2次；妇科疾病：用药前先用水洗净局部后，用蒸馏水将10ml药液稀释5倍，用带尾线的棉球浸泡药液后置于阴道内，每晚换药一次；或遵医嘱。

【注意事项】

1. 阴性疮疡禁用。

2. 皮肤干燥、肥厚伴有裂口者不宜使用。

3. 孕妇慎用。

4. 月经期、患有重度宫颈糜烂者禁用。

5. 用药部位出现烧灼感、瘙痒、红肿时应立即停用，并用清水洗净。

6. 治疗阴痒（阴道炎）期间，每日应清洁外阴，并忌房事。

【规格】 每瓶装50ml。

【贮藏】 密闭，置阴凉处。

治糜灵栓

【处方】 黄柏、苦参、儿茶、枯矾、冰片。

【功能与主治】 清热解毒，燥湿收敛。用于湿热下注所致的带下病，症见带下量多、色黄质稠、有臭味，或有大便干燥；细菌性阴道病、滴虫性阴道炎、宫颈糜烂见上述证候者。

【用法用量】 睡前用1：5000高锰酸钾溶液清洗外阴部，然后用手将栓剂纳入阴道顶端。一次 1 枚，隔一天上药一次，10 天为一疗程。

【不良反应】有文献报道本品可致急性产褥感染和接触性皮炎[1-2]。

【注意事项】

1．寒湿带下者慎用。

2．本品含辛寒通窍之品，孕妇忌用。

3．月经期前至经净 3 天内停用，切忌内服。

4．忌食生冷、辛辣、厚味之品。

【规格】每粒重 3g。

【贮藏】密闭，遮光，于 30℃以下保存。

【参考文献】

[1] 刘俊英. 治糜灵栓致急性产褥感染 1 例报道 [J]. 河南职工医学院学报，2003，15（4）：96.

[2] 李永霞. 治糜灵栓致接触性皮炎 1 例 [J]. 黔南民族医专学报，2000，13（2）：46.

消糜栓

【处方】紫草、黄柏、苦参、儿茶、枯矾、冰片、人参皂苷。

【功能与主治】清热解毒，燥湿杀虫，祛腐生肌。用于湿热下注所致的带下病，症见带下量多、色黄、质稠、腥臭，阴部瘙痒；滴虫性阴道炎、霉菌性阴道炎、非特异性阴道炎、宫颈糜烂见上述证候者。

【用法用量】阴道给药。一次 1 粒，一日 1 次。

【不良反应】有报道消糜栓致阴道黏膜大面积脱落 1 例[1]。

【注意事项】

1．本品含有化瘀走窜药物，孕妇忌用。

2．月经期前至经净 3 天内停用，切忌内服。

3．饮食宜清淡，忌食辛辣、厚味之品。

【规格】 每粒重 3g。

【贮藏】 密封，避光，于 30℃ 以下保存。

【参考文献】

[1] 王玉梅．消糜栓致阴道黏膜大面积脱落 1 例报告 [J]．罕少疾病杂志，2009，16（5）：61-62.

杏香兔耳风片

【处方】 杏香兔耳风。

【功能与主治】 清热解毒，祛瘀生新。用于湿热下注所致的带下病，症见带下量多、色黄，小腹隐痛；宫颈糜烂见上述证候者。

【用法与用量】 口服。一次 4～6 片，一日 3 次，30 天为一疗程。

【注意事项】

1．本品清热利湿、解毒，脾虚寒湿证带下病忌用。

2．孕妇禁用。

3．饮食宜清淡，忌辛辣、厚味之品。

4．糖尿病患者慎用。

【规格】 每片重 0.28g。

复方杏香兔耳风颗粒

【处方】 杏香兔耳风、白术（漂）。

【功能与主治】 清热化湿，祛瘀生新。用于湿热下注所致的带下，症见带下量多、色黄，小腹隐痛；宫颈糜烂、阴道炎、慢性盆腔炎见上述证候者。

【用法与用量】 开水冲服。一次 18g，一日 2 次。

【注意事项】

1．本品清热利湿、解毒，寒湿证带下病慎用。

2．饮食宜清淡，忌辛辣、厚味之品，以免助湿生热。

【规格】 每袋装 18g（含生药 35g）。

【贮藏】 密封。

抗宫炎片（胶囊、颗粒）

【处方】 广东紫珠、益母草、乌药。

【功能与主治】 清热，祛湿，化瘀，止带。用于湿热下注所致的带下病，症见赤白带下、量多臭味；宫颈糜烂见上述证候者。

【用法与用量】

片剂：口服。一次 6 片，一日 3 次。

胶囊：口服。一次 3 粒，一日 3 次；或遵医嘱。

颗粒剂：开水冲服。一次 1 袋，一日 3 次。

【注意事项】

1．寒湿带下者慎用。

2．本品含活血通经之品，孕妇忌服。

3．服后偶见头晕，可自行消失，不必停药。

4．忌食辛辣、厚味之品。

【规格】

片剂：薄膜衣片，每片重 0.26g（含干浸膏 0.25g）。

胶囊：每粒装 0.5g。

颗粒剂：每袋装 10g。

【贮藏】密封。

【临床报道】采用抗宫炎片治疗妇科炎症 393 例，其中患慢性盆腔炎者 102 例。结果：治愈 260 例，有效 86 例，总有效率为 88%[1]。

【参考文献】

[1] 李迪，孙聪. 抗宫炎片治疗妇科慢性炎症 393 例效果观察 [J]. 滨州医学院学报，2002，25（1）：78.

四妙丸

【处方】黄柏（盐炒）、苍术、薏苡仁、牛膝。

【功能与主治】清热利湿。用于湿热下注所致的痹病，症见足膝红肿、筋骨疼痛。

【用法用量】口服。一次 6g，一日 2 次。

【注意事项】

1. 风寒湿痹、虚寒痿证慎用。

2. 方中含牛膝，活血通经、引药下行，有碍胎气，孕妇慎用。

3. 服药期间饮食宜选用清淡易消化之品，忌饮酒，忌食鱼腥、辛辣、油腻之品。

【规格】每 15 粒重 1g。

【贮藏】密封。

白带丸

【处方】黄柏（酒炒）、椿皮、当归、白芍、香附（醋制）。

【功能与主治】清热，除湿，止带。用于湿热下注所致的带下病，症见带下量多、色黄、有味。

【用法用量】口服。一次 6g，一日 2 次。

【注意事项】

1．肝肾阴虚证者忌用。

2．饮食宜清淡，应忌辛辣及肥甘厚味之品。

【规格】每 20 粒重 1g。

【贮藏】密封。

龙胆泻肝丸（颗粒、口服液）

【处方】龙胆、黄芩、栀子（炒）、车前子（盐炒）、泽泻、木通、当归（酒炒）、地黄、柴胡、炙甘草。

【功能与主治】清肝胆，利湿热。用于肝胆湿热，头晕目赤，耳鸣耳聋，耳肿疼痛，胁痛口苦，尿赤涩痛，湿热带下。

【用法用量】

丸剂：口服。水丸一次 3 ～ 6g，大蜜丸一次 1 ～ 2 丸，一日 2 次。

颗粒剂：温开水送服。一次 4 ～ 8g，一日 2 次。

口服液：口服。一次 10ml，一日 3 次。

【注意事项】

1．本品清肝胆实火，脾胃虚寒者忌用。

2．方中含有活血、淡渗利湿之品，有碍胎气，孕妇慎用。

3．服药期间饮食宜用清淡易消化之品，忌食辛辣、油腻之品，以免助热生湿。

4．本药苦寒，易伤正气，体弱年迈者慎用，即使体质壮实者，也当中病即止，不可过服、久服。

5．原发性高血压产生剧烈头痛，服药后头痛不见减轻，伴有呕吐、神志不清，或口眼㖞斜、瞳仁不等等高血压危象者，应立即停药并采取相应急救措施。

6. 用本品治疗急性结膜炎时，可配合外用滴眼药；治疗化脓性中耳炎时，服药期间最好配合清洗耳道；治疗阴道炎时，亦可使用清洗剂冲洗阴道，以增强疗效。

【规格】

丸剂：水丸，每袋装 6g；大蜜丸，每丸重 6g。

颗粒剂：每袋装 4g。

口服液：每支装 10ml。

【贮藏】 密闭，防潮。

（五）湿毒蕴结证常用中成药品种

花红片（颗粒、胶囊）

【处方】 一点红、白花蛇舌草、鸡血藤、桃金娘根、白背叶根、地桃花、菥蓂。

【功能与主治】 清热解毒，燥湿止带，祛瘀止痛。用于湿热瘀滞所致的带下病、月经不调，症见带下量多、色黄质稠、小腹隐痛、腰骶酸痛、经行腹痛；慢性盆腔炎、附件炎、子宫内膜炎见上述证候者。

【用法与用量】

片剂：口服。规格（1）、（2）一次 4～5 片，一日 3 次，7天为一疗程，必要时可连服 2～3 个疗程，每疗程之间停药 3 天。

颗粒剂：开水冲服。一次 1 袋，一日 3 次，7 天为一疗程，必要时可连服 2～3 个疗程，每疗程之间停药 3 天。

胶囊：口服。一次3粒，一日3次，7天为一疗程，必要时可连服2～3个疗程，每疗程之间停药3天。

【注意事项】

1. 本品用于湿热瘀结证，气血虚弱所致腹痛、带下者慎用。

2. 本品含有活血化瘀药，孕妇忌用。

3. 调和情志。

4. 饮食宜营养丰富，忌食生冷、厚味及辛辣之品。

【规格】

片剂：（1）薄膜衣片，每片重0.29g；（2）糖衣片，片芯重0.28g。

颗粒剂：每袋装（1）2.5g，（2）10g。

胶囊：每粒装0.25g。

【贮藏】 密封，置阴凉处。

【药理毒理】 本品有抗炎、镇痛、解痉等作用。

· **抗炎** 本品可抑制鸡蛋清大鼠足肿胀，抑制小鼠足跖底部外伤性瘀血肿胀及瘀斑[1]。

· **镇痛** 本品可抑制由前列腺素 E_2 诱导的小鼠类痛经的扭体反应[1]。

· **解痉** 本品对异物致大鼠子宫炎症肿胀有抑制作用[1]。

【参考文献】

[1] 刘元，宋志钊，李星宇，等．花红颗粒治疗盆腔炎药效学研究 [J]．中成药，2008，30（11）：1597．

红核妇洁洗液

【处方】 山楂核。

【功能与主治】解毒祛湿，杀虫止痒。用于湿毒下注所致的阴痒、带下病，症见带下量多，色黄味臭，阴部瘙痒；霉菌性阴道炎和细菌性阴道病见上述证候者。

【用法用量】外用。用药前，用水清洗阴部后擦干，取 10ml 于稀释瓶中，加温开水至 100ml，摇匀，用稀释后的药液冲洗外阴和阴道，一日 2 次，连用 7 天；重症患者用药应遵医嘱。

【注意事项】

1. 本品用于湿毒下注证，脾肾阳虚所致带下慎用。

2. 孕妇忌用。

3. 月经期前至经净 3 天内停用，切忌内服。

4. 饮食宜清淡，忌食辛辣、厚味之品。

5. 注意保持冲洗器的清洁。

【规格】（1）每袋装 10ml，（2）每瓶装 100ml。

【贮藏】密封。

保妇康凝胶（泡沫剂、阴道泡腾片、栓）

【处方】莪术油、冰片。

【功能与主治】行气破瘀，生肌止痛。用于湿热瘀滞所致的带下病，症见带下量多、色黄，时有阴部瘙痒；霉菌性阴道炎、老年性阴道炎、宫颈糜烂见上述证候者。

【用法用量】

凝胶剂：洗净外阴部，将凝胶挤入阴道深部；或在医师指导下用药。每晚 1 支。

泡沫剂：本品为阴道用药。一日 1 次，睡前使用。使用前先装上导管，振摇均匀，倒置容器，将导管轻轻插入阴道约 7cm，揿压阀门，以泡沫刚好溢出阴道口为准。

片剂：洗净外阴部，将药片塞入阴道深部；或在医师指导下用药，每晚1片。

栓剂：洗净外阴部，将栓剂塞入阴道深部，或在医师的指导下用药。每晚1粒。

【不良反应】有报道使用本品可致发热、皮疹、寒战、白细胞增多、阴道出血、腰腿痛[1-13]。

【注意事项】

1．本品用于湿热瘀阻证，脾肾阳虚所致带下慎用。

2．本品含有活血药物，孕妇忌用。

3．月经期前至经净3天内停用，切忌内服。

4．饮食宜清淡，忌食辛辣、厚味之品。

【规格】

凝胶剂：每支装4g。

泡沫剂：每瓶装30g（除去抛射剂后内容物为18g）。

片剂：每片重2g。

栓剂：每粒重1.74g。

【贮藏】密封，避光，置阴凉干燥处。

【药理毒理】本品有抗菌、抗滴虫、抗支原体作用。

· 抗菌　体外抗菌试验，本品对金黄色葡萄球菌、表皮葡萄球菌、甲型链球菌，乙型链球菌、藤黄微球菌、奈瑟氏菌、大肠杆菌、铜绿假单胞菌、蜡样芽胞杆菌、类白喉杆菌、阴道棒状杆菌等均有一定的抑制或杀灭作用[14]。本品对金黄色葡萄球菌、大肠杆菌和铜绿假单胞菌混合感染引起的家兔实验性细菌性阴道炎也有一定的治疗作用[15]。

·**抗滴虫** 体外试验，本品在 1.25 ～ 2.50mg/ml 范围对阴道毛滴虫有抑杀作用[14]。

·**抗支原体** 体外试验，本品对支原体有一定的抑制作用，其 MIC_{50} 及 MBC_{50} 值均为 10mg/ml[14]。

【参考文献】

[1] 肖萍.保妇康栓致发热寒战1例[J].医药导报，2009，28（6）：718.

[2] 刘芳.保妇康栓致发热、白细胞增多1例[J].中国药物应用与监测，2008，5（4）：50-51.

[3] 刘弘.保妇康栓致低热、阴道出血3例[J].中国临床医师，2008，36（2）：66.

[4] 程萌，吕玉人.保妇康栓引起发热[J].药物不良反应杂志，2006，8（6）：462.

[5] 滕沁.保妇康栓致寒战、发热3例[J].药物不良反应杂志，2005，（4）：296.

[6] 张健兰.保妇康栓致腰腿痛及发热[J].药物不良反应杂志，2005，（1）：67.

[7] 曹永生，曹玲.保妇康栓致药物热1例[J].药物流行病学杂志，2011，20（9）：493.

[8] 沈才宏.保妇康栓致发热3例[J].药物流行病学杂志，2011，20（11）：613.

[9] 卢程.保妇康栓致炎症反应2例[J].医学导报，2012，31（3）：297.

[10] 冯桂华.保妇康栓不良反应2例报告[J].中国社区医师：医学专业，2011，（24）：238.

[11] 黄亮，张伶俐. 保妇康栓阴道给药致发热皮疹1例 [J]. 四川医学，2009，30（3）：437.

[12] 曹幼红，王芳. 保妇康栓致寒战发热1例 [J]. 中华妇幼临床医学杂志（电子版），2011，7（3）：267.

[13] 邓建平. 保妇康栓致老年性阴道炎患者寒战高热1例 [J]. 湖北医药学院学报，2010，29（6）：570.

[14] 陈伟，刘党生，王敏伟. 保妇康体外抗病原微生物活性的研究 [J]. 实用妇产科杂志，2002，18（4）：243.

[15] 张芳侠，张利军，张小燕. 妇乐舒栓抗家兔细菌性阴道炎试验 [J]. 西北药学杂志，2002，17（5）：209.

百草妇炎清栓

【处方】苦参、百部、蛇床子、紫珠叶、仙鹤草、白矾、冰片、樟脑、硼酸。

【功能与主治】清热解毒，杀虫止痒，去瘀收敛。用于霉菌性、细菌性、滴虫性阴道炎和宫颈糜烂。

【用法用量】阴道给药。一次1粒，一日1次，6天为一疗程。睡前将栓剂及特制消毒棉棒推入阴道深处，并将悬绳留置体外，次日清晨将悬绳拉出，取出棉棒弃去。

【禁忌】孕妇、月经期间禁用。

【注意事项】阴道分泌物少，阴道干燥者如使用，放药时间不得超过 4h。

【规格】每粒重 4g（不包括棉棒重）。

【贮藏】30℃以下密封。

附二

治疗阴道炎的常用中成药简表

证型	药物名称	功能	主治病证	用法用量	备注
脾虚湿困证	妇良片	补血健脾，固经止带。	用于血虚脾弱所致的月经不调、带下病，症见月经过多、持续不断、崩漏色淡、经后少腹隐痛、头晕目眩、面色无华、或带多清稀。	口服。一次4～6片，一日3次。	药典
	除湿白带丸	健脾益气，除湿止带。	用于脾虚湿盛所致的带下病，症见带下量多、色白质稀、纳少、腹胀、便溏。	口服。一次6～9g，一日2次。	药典
	千金止带丸	健脾补肾，调经止带。	用于脾肾两虚所致的月经不调、带下病，症见月经先后不定期、量多或淋沥不净、色淡无块，或带下量多、色白清稀、神疲乏力、腰膝酸软。	口服。水丸一次6～9g，一日2～3次；大蜜丸一次1丸，一日2次。	药典，医保
	妇科白带膏	健脾疏肝，除湿止带。	用于脾虚湿盛所致的带下病，症见带下量多，色白质稀，纳少，便溏，腰腿酸痛。	口服。一次15g，一日2次。	药典

证型	药物名称	功能	主治病证	用法用量	备注
阴虚夹湿证	知柏地黄丸（片）	滋阴降火。	用于阴虚火旺，潮热盗汗，口干咽痛，耳鸣遗精，小便短赤。	丸剂：口服。规格（1）大蜜丸，一次1丸，一日2次；规格（2）、（6）浓缩丸，一次8丸，一日3次；规格（3）、（5）水蜜丸，一次6g，一日2次；规格（4）小蜜丸，一次9g，一日2次。片剂：口服。一次6片，一日4次。	药典，基药，医保
	左归丸	滋肾补阴。	用于真阴不足，腰酸膝软，盗汗遗精，神疲口燥。	口服。一次9g，一日2次。	医保，药典
	固经丸	滋阴清热，固经止带。	用于阴虚血热，月经先期，经血量多、色紫黑，赤白带下。	口服。一次6g，一日2次。	医保，药典
	同仁乌鸡白凤口服液（丸）	益气养血，滋阴清热。	用于气血两虚、阴虚有热所致的月经失调、崩漏、带下病，症见经行错后或提前、经水量多、淋沥不净、带下量多、黄白相兼、腰膝酸软、虚热盗汗。	口服液：口服。一次10ml，一日2次；或遵医嘱。丸剂：温黄酒或温开水送服。水蜜丸一次6g，大蜜丸一次1丸，一日2次。	口服液：药典丸剂：药典
肾阳亏虚证	右归丸	温补肾阳，填精止遗。	用于肾阳不足，命门火衰，腰膝酸冷，精神不振，怯寒畏冷，阳痿遗精，大便溏薄，尿频而清。	口服。小蜜丸一次9g，大蜜丸一次1丸，一日3次。	药典，医保
	金匮肾气丸（片）	温补肾阳，化气行水。	用于肾虚水肿，腰膝酸软，小便不利，畏寒肢冷。	丸剂：口服。规格（1）大蜜丸，一次1丸；规格（2）水蜜丸，一次4～5g（20～25粒），一日2次。片剂：口服。一次4片，一日2次。	丸剂：医保，基药片剂：医保，基药

证型	药物名称	功能	主治病证	用法用量	备注
肾阳亏虚证	暖宫七味散（丸）	调经养血，温暖子宫，驱寒止痛。	用于心、肾"赫依"病，气滞腰痛，小腹冷痛，月经不调，白带过多。	散剂：口服。一次 1.5～3g，一日 1～2 次。丸剂：口服。一次 11～15 粒，一日 1～2 次。	
	千金止带丸	见 224 页	同前	同前	同前
湿热下注证	洁尔阴泡腾片（洗液）	清热燥湿，杀虫止痒。	用于妇女湿热带下，症见阴部瘙痒红肿，带下量多、色黄或如豆渣状，口苦口干，尿黄便结；霉菌性、滴虫性及细菌性阴道炎见上述证候者。	片剂：外用。置阴道深部，每晚 1 片，或早晚各 1 片；或遵医嘱，7 天为一疗程。洗液：外阴、阴道炎：用 10% 浓度洗液（即取本品 10ml 加温开水至 100ml 混匀）擦洗外阴，用冲洗器将 10% 的洁尔阴洗液送至阴道深部冲洗阴道，一日 1 次，7 天为一疗程。	片剂：药典洗液：药典
	妇宁栓	清热解毒，燥湿杀虫，去腐生肌。	用于湿热下注所致的带下病、阴痒、阴蚀，症见黄白带下、量多味臭，阴部瘙痒或有小腹疼痛；阴道炎、阴道溃疡、宫颈糜烂见上述证候者。	洗净外阴部，将栓剂塞入阴道深部或在医师指导下用药。每晚 1 粒，重症早晚各 1 粒。	药典
	皮肤康洗液	清热解毒，除湿止痒。	用于湿热蕴阻肌肤所致的湿疮、阴痒，症见皮肤红斑、丘疹、水疱、糜烂、瘙痒，或白带量多，阴部瘙痒；急性湿疹、阴道炎见上述证候者。	急性湿疹：一次适量，外搽皮损处，有糜烂面者可稀释 5 倍后湿敷，一日 2 次；妇科疾病：用药前先用水洗净局部后，用蒸馏水将 10ml 药液稀释 5 倍，用带尾线的棉球浸泡药液后置于阴道内，每晚换药一次；或遵医嘱。	医保，药典

证型	药物名称	功能	主治病证	用法用量	备注
湿热下注证	治糜灵栓	清热解毒，燥湿收敛。	用于湿热下注所致的带下病，症见带下量多、色黄质稠、有臭味，或有大便干燥；细菌性阴道病、滴虫性阴道炎、宫颈糜烂见上述证候者。	睡前用1∶5000高锰酸钾溶液清洗外阴部，然后用手将栓剂纳入阴道顶端。一次1枚，隔一天上药一次，10天为一疗程。	医保，药典
	消糜栓	清热解毒，燥湿杀虫，祛腐生肌。	用于湿热下注所致的带下病，症见带下量多、色黄、质稠、腥臭，阴部瘙痒；滴虫性阴道炎、霉菌性阴道炎、非特异性阴道炎、宫颈糜烂见上述证候者。	阴道给药。一次1粒，一日1次。	药典
	杏香兔耳风片	清热解毒，祛瘀生新。	用于湿热下注所致的带下病，症见带下量多、色黄，小腹隐痛；宫颈糜烂见上述证候者。	口服。一次4～6片，一日3次，30天为一疗程。	药典
	复方杏香兔耳风颗粒	清热化湿，祛瘀生新。	用于湿热下注所致的带下，症见带下量多、色黄，小腹隐痛；宫颈糜烂、阴道炎、慢性盆腔炎见上述证候者。	开水冲服。一次18g，一日2次。	药典
	抗宫炎片（胶囊、颗粒）	清热，祛湿，化瘀，止带。	用于湿热下注所致的带下病，症见赤白带下、量多臭味；宫颈糜烂见上述证候者。	片剂：口服。一次6片，一日3次。胶囊：口服。一次3粒，一日3次；或遵医嘱。颗粒剂：开水冲服。一次1袋，一日3次。	片剂：药典，医保 胶囊：药典，医保 颗粒剂：医保

续表

证型	药物名称	功能	主治病证	用法用量	备注
湿热下注证	四妙丸	清热利湿	用于湿热下注所致的痹病，症见足膝红肿、筋骨疼痛。	口服。一次6g，一日2次。	药典，医保
	白带丸	清热，除湿，止带	用于湿热下注所致的带下病，症见带下量多、色黄、有味。	口服。一次6g，一日2次。	医保，药典
	龙胆泻肝丸（颗粒、口服液）	清肝胆，利湿热。	用于肝胆湿热，头晕目赤，耳鸣耳聋，耳肿疼痛，胁痛口苦，尿赤涩痛，湿热带下。	丸剂：口服。水丸一次3~6g，大蜜丸一次1~2丸，一日2次。颗粒剂：温开水送服。一次4~8g，一日2次。口服液：口服。一次10ml，一日3次。	丸剂：药典，医保 颗粒剂：药典，医保 口服液：药典
湿毒蕴结证	花红片（颗粒、胶囊）	清热解毒，燥湿止带，祛瘀止痛。	用于湿热瘀滞所致的带下病、月经不调，症见带下量多、色黄质稠、小腹隐痛、腰骶酸痛、经行腹痛；慢性盆腔炎、附件炎、子宫内膜炎见上述证候者。	片剂：口服。规格（1）、（2）一次4~5片，一日3次，7天为一疗程，必要时可连服2~3个疗程，每疗程之间停药3天。颗粒剂：开水冲服。一次1袋，一日3次，7天为一疗程，必要时可连服2~3个疗程，每疗程之间停药3天。胶囊：口服。一次3粒，一日3次，7天为一疗程，必要时可连服2~3个疗程，每疗程之间停药3天。	片剂：药典，基药 颗粒剂：药典，医保，基药 胶囊：医保，基药
	红核妇洁洗液	解毒祛湿，杀虫止痒。	用于湿毒下注所致的阴痒、带下病，症见带下量多、色黄味臭、阴部瘙痒；霉菌性阴道炎和细菌性阴道病见上述证候者。	外用。用药前，用水清洗阴部后擦干，取10ml于稀释瓶中，加温开水至100ml，摇匀，用稀释后的药液冲洗外阴和阴道，一日2次，连用7天；重症患者用药应遵医嘱。	药典

续表

证型	药物名称	功能	主治病证	用法用量	备注
湿毒蕴结证	保妇康凝胶（泡沫剂、阴道泡腾片、栓）	行气破瘀，生肌止痛。	用于湿热瘀滞所致的带下病，症见带下量多、色黄、时有阴部瘙痒；霉菌性阴道炎、老年性阴道炎、宫颈糜烂见上述证候者。	凝胶剂：洗净外阴部，将凝胶挤入阴道深部；或在医师指导下用药。每晚1支。 泡沫剂：本品为阴道用药。一日1次，睡前使用。使用前先装上导管，振摇均匀，倒置容器，将导管轻轻插入阴道约7cm，揿压阀门，以泡沫刚好溢出阴道口为准。 片剂：洗净外阴部，将药片塞入阴道深部；或在医师指导下用药。每晚1片。 栓剂：洗净外阴部，将栓剂塞入阴道深部，或在医师的指导下用药。每晚1粒。	栓剂：医保，基药，药典 泡沫剂：药典
	百草妇炎清栓	清热解毒，杀虫止痒，去瘀收敛。	用于霉菌性、细菌性、滴虫性阴道炎和宫颈糜烂。	阴道给药。一次1粒，一日1次，6天为一疗程。睡前将栓剂及特制消毒棉棒推入阴道深处，并将悬绳留置体外，次日清晨将悬绳拉出，取出棉棒弃去。